W0189158

Halima Neumann

Stop dem Krebs und

MS-Erkrankungen

Eine bewährte Ganzheitsmethode

Fürhoff-Verlag München

2. überarbeitete Auflage 1992

ISBN 3-928469-02-9

Inhaltsverzeichnis

Mit dieser Broschüre möchte ich jedem Hilfesuchenden einen praktikablen Weg zur Gesundung aufzeigen. Innigsten Dank sage ich all meinen hilfreichen Wegbereitern, ganz besonders Dr. Kurt Koesel in Maui, Hawaii und meinem mir anvertrauten sechzigjährigen MS-Schützling. Es ist nie zu spät! Das habe ich mir selbst beweisen gelernt, nachdem ich mit dreißig Jahren nach erfolgloser Chemotherapie medizinisch aufgegeben war. Nach einem Jahr Heilfasten mit Frisch-Pflanzensäften war keine Krebszelle mehr nachweisbar. Bis zum heutigen Tage, vierzehn Jahre danach, erfreue ich mich bester Gesundheit, die ich auch Ihnen, lieber Leser, wünsche!

Die vielen wertvollen Anregungen aus meiner Selbsthilfegruppe für Azidosegeschädigte haben mich zur Erweiterung des Buches veranlaßt.

Was bedeutet Krebs ?

Der Körperzellstaat, das Haus unserer Seele, besitzt in all seinen Zellen treibende, reproduzierende Kräfte, die sich nach einem genialen Ordnungsprinzip unablässig teilen und vermehren. Bei Nährstoff- oder Sauerstoffmangel sterben sie ab und bilden tote Zellschlacken. Solche Schlackenhalden sind oft willkommene Brutstätten für Viren, Bakterien, Pilze und Wucherzellen. Tote Zellen verwandeln sich in Säuren oder verdichten sich mit der Zeit zu Gewebeknoten und auch zu Säurekristallen. Die normale Zelle stirbt im übersäuerten Zellmilieu ab; einige Zellen überleben, passen sich dem sauren neuen Milieu an und entarten zu bösartigen Zellen. *Die entartete Zelle korrespondiert nicht mehr mit den Gehirnfunktionen - das ist der Augenblick, wo die Krebszelle das unkontrollierte Zellwachstum ohne Einschränkung und Ordnung beginnt.* Es ist das Stadium, welches man Ausbruch des Krebses nennt! Krebsartige Zellen fressen einerseits den Abfall und schützen den Körper vor einer Vergiftung (Notwehr), andererseits ist jedoch der Zellstaat durch das unkontrollierbare Krebswachstum gefährdet. *Krebs manifestiert sich als kontroll- und seelenloses Eigenleben im Körper.*

Ursachen und Auswirkungen

Die Entstehung der Zellerkrankung oder Entartung geht in den meisten Fällen auf Nachlässigkeit, Lieblosigkeit zu uns selbst und Kraftlosigkeit zurück, weil innere oder äußere Vorgänge uns seelisch stark geschwächt haben. Bei Pilzbefall lassen wir unbewußt aus Gleichgültigkeit oder aus Schwäche eine Fremdbesiedelung in unserem Zellstaat zu. Auf der geistigen Ebene dulden wir eine Fremdbestimmung (Bevormundung, Persönlichkeitsabwertung, Unterdrückung); dazu trägt auch die Konsummanipulation durch die Massenmedien (Zeitschriften, TV-Werbung) bei. Erwähnenswert sind die Testergebnisse des Harvard-Psychologen McClellard: Das Immunglobulin A (IgA), ein für die Infektabwehr verantwortlicher Antikörper, war meßbar erhöht, nachdem seine Studenten einen gemütsaufbauenden Film sahen; nach einem brutalen Sensationsfilm zeigte sich eine starke Verminderung des Immunglobulin A. *Endlich ein Beweis dafür, daß das Immunsystem durch negatives Gedankengut von außen wie auch von innen erheblich geschwächt wird.* Was wir als Unrecht oder Verletzung herunterschlucken, schlägt sich ebenfalls als Druck oder Spannung (Discord) auf unsere Zellmembranen nieder. Ständige Wiederholungen dieser Art deformieren die sensiblen Zellmembranen, verursachen Stoffwechselentgleisung bis zum Zelltod. In ähnlicher Weise wird ein unterdrücktes Kind auf der geistigen Ebene deformiert und wie die Körperzelle in der Wachstums- und Regenerationsphase gehemmt. *Unverarbeitete, verdrängte Eindrücke speichern sich als disharmonische "Zerr-Schwingung" in unserem Bauchzentrum.* Wer kennt nicht das beklemmende Gefühl von Angst, das uns auf den Magen schlägt, Wut und Ärger auf die Galle, Enttäuschung auf die Nieren, Haß und Schuldgefühle auf den Darm- und Kopfbereich. Furcht oder Schock kann uns "die Kehle zuschnüren oder die Blase auslaufen lassen".

Prof. Heustenberg brachte den Beweis, daß selbst die Niere ein Sinnesorgan mit Wahrnehmungsvermögen ist und auf negative Gedankenschwingungen oder emotionellen Streß äußerst sensibel reagiert. Glauben wir, daß unsere Organe (geniale Zelleinheiten) weniger empfindsam sind als Tomatenpflanzen? Diese gingen nämlich nach 2 Testwochen ein, nachdem sie täglich mit aggressiver Rockmusik berieselt wurden. Mit welchen Vibrationen berieseln wir unseren Körperzellstaat?. Sind es Terror- und Sensationsnachrichten, Psychoschocker und Elektrostreß? Die Flut der negativen Frequenzen, die täglich unbewußt in uns hineinströmt, drosselt die Zellkommunikation ab (Zellisolation und Impulsreduzierung). Ganze Zellverbände können dadurch aus ihrer Schwingungsbahn geworfen werden und führen zu Stoffwechselschäden (Bild der Wissenschaft 8/1977, F. Popp: "Krank sein - wenn Zellen nicht mehr miteinander reden"). *Derselbe Isolationsprozeß vollzieht sich auch auf der geistigen Ebene!* Allgemeine Lieblosigkeit, auch zu sich selbst, destruktive Verhaltensmuster, Ungeduld, Flucht in Äußerlichkeiten sind Isolationssymptome. Arbeitet ein geschwächtes Körperorgan nicht mehr optimal für uns und erlaubt sich, Schmerzsignale als Hilferuf zu uns zu senden, dann ist uns dieser Impuls unbequem; wir greifen zu Flucht- oder Zudeckmethoden wie Arznei-drogen, Alkohol, süßen Süchtigmachern usw. Ähnlich wie sich die Krebszelle dem unnatürlichen Milieu aus sauren Schlacken und Müllhalden in unserem Zellstaat angepaßt hat, um zu über-leben, krebsen wir heute dahin. Wir fühlen uns selbst so hilflos, weil wir nicht wissen, wie wir unserem Körperzellstaat helfen können und geraten so leicht auf der Suche nach Abhilfe von außen auf Irrwege. *Es mangelt uns an Aufklärung über die kör-perlichen und seelischen Zusammenhänge, an Streicheleinhei-ten, Freude empfinden können, an Zuwendung und Anerken-nung!* Zu diesem Thema empfehle ich die Kassette von Dr. med. Rüdiger Dahlke "Heilmeditation Krebs".

Jede Krankheit wird uns zum Lehrmeister - sie birgt eine Bot-schaft: es ist höchste Zeit, in unsere Innenwelt zu schauen! Unsere Gesundheit ist direkt mit den uns umgebenden Schwin-gungen - von Menschen und Substanzen - verbunden. Krank-heit ist der Verlust an Fähigkeit der einzelnen Zelle, sich selbst in ihrem Schwingungsverhalten wieder harmonisieren zu kön-nen. Mit dieser Einbuße beginnt die Stoffwechselentgleisung auf der körperlichen und geistigen Ebene. Innere Defizite und Konflikte werden in die Außenwelt projiziert und erscheinen dort als Personen, Zustände und Schicksalsereignisse. Wir erleben unser "inneres Kranken" oft als unliebsame widrige Situation, die lediglich als Auslöser dient, uns zur Selbstbesinnung und zum Erkennenwollen zu führen. Oft sind es gerade die harten Schicksalsschläge, die uns endlich wachrütteln. Die äußeren Bedingungen sind meistens nicht die Ursache einer Erkrankung, sondern Mitaktivatoren. Die Seele sucht immer nach Wegen, einen inneren Konfliktzustand erst auf der Körperebene abzu-zeichnen! Das Krebsgeschehen zeigt uns ganz eindeutig: die Krebszelle spiegelt unser "Dahinkrebsen" wider; die Wucher-zellen leben das aus, was wir in der Außenwelt versäumt haben oder nicht leben konnten. *Um Krebs aus unserem Körper und Leben zu bannen, bedarf es mehr als nur Mittel und Methoden von außen.* Der Einsatz unserer gebündelten Willenskraft, das Ja zur Freude und Liebe und der feste Glaube an unsere ver-borgenen Selbstheilungskräfte ist die beste Waffe gegen Krebs und jede Zellerkrankung!

Die Auswirkung von Körperübersäuerung auf Krebs- und MS-Erkrankungen

Die Erfahrungen der letzten 50 Jahre in den USA bestätigen Dr. John Tilden's These, daß MS wie auch Krebs meistens die Auswirkungen von jahrelanger Körperübersäuerung, Azidose genannt, sind. Verschiedene Faktoren tragen zur epidemisch zunehmenden Azidose bei:

1.) Streßsäuren, verursacht durch innere und äußere Spannungszustände

2.) Gärungssäuren infolge falscher Nahrungsmittelkombination

3.) Chemie- und Umweltgifte in Luft, Wasser und Erde

Ein Übermaß an Säuren wird als nicht abbaubare Salze im Körper abgelagert. Das bedeutet Schlackenansammlungen, welche die Stoffwechselarbeit in den Organzellen behindern. Je stärker die Übersäuerung in der Zelle ist, d. h. intrazellulär, um so schlimmer sind die Auswirkungen: Zellverfall bis hin zum Zelltod. Berthold Kern brachte den Beweis, *daß übersäuerte Zellen strukturstarr werden.* Dies hat zur Folge, daß die roten Blutkörperchen ihre Beweglichkeit verlieren und die Fließfähigkeit des Blutes sich verschlechtert. Zunahme der Azidität im Blut bewirkt eine Zunahme der weißen und eine Abnahme der roten Blutkörperchen: dies ist der Anfang von Leukämie. Durchblutungsstörungen und auch Blutdruckschwankungen nehmen zu. Die Säureablagerungen machen nicht Halt vor den Gehirnzellen, besonders wenn diese infolge Übersäuerung schlecht durchblutet sind. Diese Gehirnazidose leistet verschiedenen Symptomen Vorschub:

Chronische Kopfschmerzen, Migränen, Schwindelanfälle bis Ohnmachten, Gehirnintegrationsstörungen, Depressionen, Reizbarkeit, Müdigkeit, Vergeßlichkeit und Ohrgeräusche. Aufklärung darüber, wie die Säurefluten von außen oder im Inneren unseres Körperzellstaates gravierende Schäden anrichten, ist dringend nötig! *Säuren sind ätzend.* Sie können die feinen Nervenendfasern abätzen und wenn die Säuren durch längeres

Ablagern im Körpergewebe kristalline Formen annehmen, wirken sie mit einem Abschmirgeleffekt entzündungsfördernd an Gewebe, Fasern, Knorpeln und Knochen. Dieses schleichende Abschmirgeln ist im ersten Jahrzehnt nicht unbedingt schmerzhaft.

Erst viel später sind Nervenentzündungen, Gicht, Bandscheiben- und Wirbelschäden bis zu Lähmungserscheinungen in Gliedern und Muskeln spürbar. Säureablagerungen (Nadelkristalle) können an den Fußsohlen und entlang der Wirbelsäule mit Druck leicht aufgespürt werden; die Säuren jedoch, welche sich in das Zellinnere verkriechen und versteckt halten, entgehen der Meßsonde des Arztes. Diese werden auch nicht von der Niere erkannt und somit nicht ausgeschieden. Die Folgeerscheinung ist, daß die Säuren die Zellen verschlacken und den Zellstoffwechsel und die Zellregeneration gewaltig behindern.

Die pH-Wert-Messung des Urins kann keine ausreichende Aussage über den Grad der Übersäuerung im Innern der Zelle geben. Auch die pH-Wert-Messung des Blutes kann nur Schwankungen von einer Bandbreite zwischen pH 7,2 bis 7,9 normal anzeigen. Schon bei geringeren Abweichungen durch Ansteigen der Säuren im Blut verursachen diese das Absinken des pH-Wertes in den extrazellulären Körperflüssigkeiten. Wenn der pH-Wert unter 7,1 meßbar ist, ist der Mensch medizinisch bereits tot. Ebenso ist bei pH-Wert-Anstieg (Alkalose) über 8,0 kein Leben mehr möglich. Eine Messung des Bindegewebs-pH ist mit dem pH-Papier von Madaus möglich, das für das Präparat Uralyt-U entwickelt wurde. Der erfahrene Radiästhesist mißt diesen pH-Wert in Sekunden.

Der Lebenssaft Blut ist mit einem normalen pH-Wert von ca. 7,4 bereits alkalisch und verfügt bei einem gesund ernährten Körperzellstaat über genügend Basenreserven, um sofort die ins Blut gelangenden Säuren abzupuffern, d. h. zu neutralisieren, damit es seine Fließfähigkeit beibehält. Denn Säuren dicken das Blut geleeartig ein: ein Schock kann soviel Säuren durch die Überstimulierung der Nebennierenrinde ins Blut schießen lassen, daß bei verschlackten, verengten Arterien das Blut sofort stockt. Gehirnschlag oder Herzinfarkt sind unvermeidbare

Folgen. Erschöpfte Basendepots sind heute bei der mineralstoffarmen Ernährungsweise üblich. Damit das dickflüssige Blut nicht bei jedem Säureeinfluß zum Stillstand kommt, hilft es sich in der Weise, daß die basischen Mineralien wie Calcium, Kalium und Magnesium aus Knochen und Gewebe entzogen werden, wenn keine Basendepots vorhanden sind. Das bedeutet vorzeitige Entmineralisierung von Knochen und Gewebe, die dadurch brüchiger und durchlässiger werden. Der Abzug der wichtigen Gehirn-, Muskel- und Nervenmineralien Kalium und Magnesium schwächt diese Organe, die besonders bei MS einer Stärkung bedürfen.

Nun erkennen wir bereits die wesentlichen Zusammenhänge der Zerstörung von Nervenenden durch Säureablagerungen und des Raubs der wichtigen Mineralien für Gehirn, Muskeln und Nervenfunktionen. Hinzu kommen noch die gesundheitsschädigenden Gärungssäuren, welche ganz gravierend das Immunsystem schwächen und das Blut vergiften. Ein Zustand, den sich der MS- und Krebskranke nicht leisten kann. Diese Schäden fügen wir uns mangels Aufklärung durch falsche Nahrungsmittelwahl zu. *Die biochemischen Körpergesetze, welche die Trennkost begründen, sind nicht umgehbar.* Es ist eine weit verbreitete Unsitte, in einer Mahlzeit eiweißreiche Nahrung (Proteine) mit stärkemehlhaltiger Nahrung (Kohlehydrate, KHY) zu mischen. Diese Mischkost kann im Magen und Dünndarm nicht zur selben Zeit ausreichend verdaut und ausgewertet werden. Der Speisebrei verbleibt zu lange im Magen und fermentiert bereits dort oder spätestens im Zwölffingerdarm. *Jede Fermentation verursacht Gärungsprozesse, die Säuren erzeugt.* Der übersäuerte Magen, der seine Mißhandlungen mit Aufstoßen und Magendruck signalisiert, ist uns ja bekannt. Die Gärungssäuren reizen im Magen und Dünndarm die Schleimhäute und sind nach jahrelanger falscher Nahrungsmittelkombination die *Mitursache für chronische Magen- und Darmentzündungen.* Der sieben bis acht Meter lange Dünndarm ist die eigentliche Umwandlungsstätte aller festen Nahrung. Gärungssäuren greifen nicht nur die Darmschleimhäute an, zudem zerstören sie im Darm lebensnotwendige Aminosäuren und Enzyme. Noch bevor die essentiellen Aminosäuren aus dem Speisebrei im Dünndarm in die kleinsten Zellbausteine mittels Enzymen und Verdauungssäften zerlegt werden können, findet ihre Zerstörung statt. Ohne Zellbausteine (Aminosäuren) ist keine Zellregeneration und Zellerhaltung möglich, es kommt zur Zellunterversorgung. Dies ist eine Hauptursache dafür, daß bei geschädigter Darmflora die Organzellen unterernährt sind und der Patient trotz vielem Essen ständige Hungergefühle hat und abmagert. **Welche Nahrung und Getränke erzeugen nun ein Übermaß an Säuren oder wirken gärungsaktiv ?**. Das Buch "Stop der Azidose" gibt zu diesem Thema ausführliche Aufklärung. Die Grundregel der Trennkostlehre lautet:

• Proteine wie Fleisch, Fisch, Käse, Eier, Nüsse sollten nicht mit den stärkemehlhaltigen Kohlehydraten gemischt werden.

Zu den KHY zählen Kartoffeln, Mais, alles Getreide und Brote, ebenso die stärkemehlhaltige Banane, welche ja so gerne mit der eiweißreichen Milch, Quark, Joghurt und Sauermilchprodukten zusammen verzehrt wird. Wie bereits erwähnt, können die Eiweiß- / KHY-Mixturen nicht ausreichend verdaut werden und erzeugen meistens Gärungssäuren. Ein Musterbeispiel für *übliche falsche Kombination:* die Eiweißnahrung Wurst, Fleisch, Fisch oder Käse mit hefehaltigem Brot oder Semmel zu essen. Kuchen oder Marmeladebutterbrot sind die Säurespender Nr. 1. Hier vereinen sich die Säurebildner säuernder Zucker, das Mehl, die erhitzten Früchte und das zerstörte Eiweiß aus erhitzten Eiern, das zu 70 % Schlackstoffe im Körper zurückläßt. Mit der gärungsaktiven Hefe gärt jeder Speisebrei schon nach zwei Stunden bei Körpertemperatur. Das bedeutet, die Gärung hinterläßt Gärungsalkohol (Fusel übelster Sorte) im Magen und Darm. Die Stimulans Gärungsalkohol gelangt in die Blutbahn und bewirkt eine Minderung des Reaktionsvermögens, einen willkommenen narkotischen Benebelungseffekt und Antriebslosigkeit. *Der Gärungsalkohol wirkt als der versteckte Süchtigmacher nach gärungsaktiven Speisemixturen.*

Außer den krankmachenden Gärungssäuren lassen die Zucker-Eiweiß-Mixturen Schlackstoffe zurück, welche schon den gesunden Körperzellstaat viel Aufräumungsenergie kosten, um diese abzubauen. Beim kranken oder übersäuerten Menschen sind Ausscheidungskraft und Stoffwechselfunktion bereits geschwächt; Schlacken und toxische Stoffe belasten zusätzlich alle Organfunktionen, insbesondere das Immunsystem und vergiften das Blut. Es ist das Übermaß an Säuren jeder Art, das den schleichenden Zelltod und Immunschwäche verursacht. Auch die Streßsäuren tragen einen großen Teil dazu bei. Es ist eine Tatsache, daß bei jedem von außen oder von innen verursachten Streßzustand die Nebennierenrinden den Körper mit selbsterzeugten Steroiden überfluten, diese als Säuren in den Blutstrom gelangen und erheblich die Immunabwehr schwächen. Der Körper muß diese zusätzlichen Säuren wieder neutralisieren und dabei entsteht der unvermeidliche Mineralstoffraub, an erster Stelle Calcium- und Magnesiumverlust. *Leistungsstreß, seelische Spannungszustände, Angst, Ärger, Groll, Schuld und Haßgefühle müssen aufgelöst werden, um eine Gesundung von innen heraus* zu ermöglichen. Bei den meisten MS- und Krebskranken haben erfahrungsgemäß die inneren ungelösten Konflikte das Krankwerden eingeleitet. Erstreben wir daher die Harmonisierung mit uns selbst und unserer Umwelt als ersten Schritt zur Gesundung von innen heraus!

Die durch Säuren geschädigten Organzellen erhalten nicht genügend Nährstoffe und Sauerstoff. Auch aus der üblichen totgekochten Hausmannskost erhält der Blutstrom nicht die Nährsubstanzen, die zur Genesung und Gesunderhaltung notwendig sind. Hinzu kommt das Überessen an tierischem Eiweiß und Fetten, welche mit ca. 70 % Abfallprodukten nur die Fett- und Schlackenzellen wachsen lassen. Der MS- und Krebskranke braucht echte Lebensmittel, lebendige, nicht teilzerstörte Nahrung, in welcher die Kraft zum Weiterwachsen innewohnt. Das ist die Frischzellnahrung, mühelos und preiswert selbst herstellbar. Hier empfehle ich jedem das Taschenbuch von Dr. Ann Wigmore "Lebendige Nahrung ist die beste Medizin" (Knaur-Verlag, München).

Gekochte tierische Eiweißnahrung zieht 70 % Verdauungs-energie ab und erfordert durchschnittlich vier Stunden für die komplette Verdauung. Dazu läßt diese Nahrung ein Übermaß an nicht auswertbarem Eiweiß als Schlacken zurück. Die kör-pereigenen Enzyme reichen nicht zur Verdauung dieser toten Speisemasse aus, die ja keine eigenen Enzyme mehr mitliefert, denn diese wurden bei der Erhitzung über 60 °C zerstört. Aus diesem Grund sollte auch alle Milch nicht über diese kritische Temperatur erhitzt werden. Die Ziegen- oder Schafsrohmilch enthält eine Vielfalt von Enzymen, die dazu beitragen, das Milcheiweiß ohne Ansammlung von Schlacken zu 100 % auszu-werten und zu verdauen, was hingegen bei der Kuhmilch man-gels Enzymen nicht der Fall ist. Die chronischen Verschleim-ungen und Milchallergien durch den Kuhmilchprodukteverzehr sprechen für sich, siehe hierzu Nützliche Aufklärung! Auch die unbeschädigte Nuß oder Kerne liefern alle Enzyme mit, die sich durch das Einweichen in Wasser über Nacht verdreifachen und somit eine optimale 100%ige Eiweißauswertung garantieren, ohne nicht verwertbare Abfallstoffe zu hinterlassen. *Das Pflan-zeneiweiß ist die beste Kraft- und Aufbaunahrung für Kranke wie Gesunde.* Dem totgekochten Gemüse fehlen die Enzyme; die notwendigen Mineralien und Vitamine sind zu ca. 50 % zer-stört. Es fehlen auch die wichtigen Ballaststoffe, um eine ge-sunde Darmfunktion aufrecht zu erhalten. Die üblichen Zugaben zur Masch- und Muskost, wie Kleie und angebrochene Leinsa-men, können diesen Mangel allein nicht ausgleichen. Ein ge-sundes, nicht gärungsaktives Darmmilieu ist gerade beim Kran-ken äußerst wichtig, damit Fäulnisgifte das Blut nicht vergiften und den Zellstaat zusätzlich schwächen. Bei der normalen Kochkost verbleibt ein Übermaß an Schlacken (gasbildend) im Dünndarm, das teils über den Dickdarm als übelriechende Masse ausgeschieden wird - aber bereits zum Großteil als Darmgifte durch die Dünndarmwände in das Blut gelangt und zusätzlich das Immunsystem schwächt.

Es gibt kein Rezept für Wunderheilung, jedoch eine brauchbare Anregung, die Gesundung in die eigene Hand zu nehmen!

Glauben wir, der Mensch sei mit weniger Selbstheilungskräften als das Tier oder die Pflanze ausgestattet? Das Tier wählt instinktiv bei Erkrankung das Heilfasten, indem es nur noch trinkt, Gras oder Grünpflanzen kaut und die Ruhe sucht. Selbst Fleischfresser laben sich nur am basischen Blut ihrer Beute. Der Krebs- und auch der MS-Kranke sollte Fleisch als Eiweißquelle gründlich bedenken, da dieses dem Körper 70 % Verdauungsenergie raubt, ca. 70 % nicht verwertbares Protein als Schlakken hinterläßt und somit nicht zur Kräftesammlung oder als Heilnahrung dienlich sein kann. Auch ein zu hoher Fettverzehr ist ein Promotor des Krebses.

In den letzten 30 Jahren ist durch Überkonsum von Fleisch, Eiern und Geflügel die Krebsrate in Europa sprunghaft gestiegen: Dickdarmkrebs um 100 %, Brustkrebs um 50 %, Prostatakrebs um 50 % (Gesundes Leben 2/90). Von 5 Millionen registrierten Chemikalien sind ca. 27.000 krebserregend! Der Nitratgehalt in Gemüse (besonders Treibhausware) bedingt eine Vermehrung von Magenkrebs um 25 %. Östrogene und Antibiotika aus Massenfleischzucht schwächen die Immunabwehr. Die Röstprodukte im Kaffee sind krebserregend und Tabak enthält sieben nachgewiesene krebserzeugende Gifte. Die Fakten aus geprüften Statistiken zeigen weiterhin auf: die Brustkrebsrate ist bei Frauen, die täglich Eier, Butter und Käse aus Massentierzuchthaltung essen, 3mal höher im Vergleich zu einem eingeschränkten Konsum von 1 - 2mal pro Woche. Bedenken wir, daß 20 Vegetarier von den Unkosten (Zuchthaltung, Antibiotika, Schlachthausbetrieb, Verpackungsmaterial, Werbung, Transport usw.) ernährt werden können, die notwendig sind, um nur eine Person mit dem durchschnittlichen Fleischbedarf zu beliefern. Ich empfehle jedem die erschütternde Aufklärungsinformation "Realities" von Earth-Save, P.O.Box 949, CA 95018 Felten, USA; deutsche Übersetzung für DM 4.-- im Fürhoff-Verlag erhältlich.

Es ist ein Irrtum, daß das Gemisch von Kuhmilch aus teils körperlich geschwächten und erkrankten Tieren (pharmazeutika- und hormonüberladen) eine Lebensenergiequalität hat oder sogar immunsystemstärkend wirken kann. Bei Kunstlicht entwickelt sich auch nicht das wichtige Vitamin D, das wir aus

Milchprodukten und Eiern erhoffen. Die meisten verkauften Milchprodukte in USA wie auch in Europa sind mit künstlichen Vitaminen angereichert und die für die Eiweißauswertung wichtigen Enzyme durch Sterilisation oder Erhitzung zerstört und so gut wie wertlos. Es fehlt der organische Verbund, den uns nur die natürliche, schonend oder unbehandelte Nahrung liefert, damit wir diese auch auswerten können. Wir haben vielleicht inzwischen erkannt, wie viel wertvoller die rohe Schafs- oder Ziegenmilch als Lebenselixier für den streßgeschädigten Menschen heute ist, da diese unbehandelte Milch alle Enzyme mitliefert, damit das Milcheiweiß und Calcium vom menschlichen Organismus ausgewertet werden kann. Da es an erster Stelle das Calcium ist, das zum Abpuffern von Säuren jeder Art dem Körper abgezogen wird, brauchen wir mehr denn je hochwertige, natürliche Calciumquellen. Außer der Rohmilch sind dies vor allem Alfalfasprossen und Weizenkeimlinge, Gersten- und Weizengrün, Mandeln, Sesam und Grünkohl.

Es ist die lebendige, naturbelassene Nahrung mit der ihr innewohnenden Kraft zum Weiterwachsen, die unsere Zellerneuerung anregt. Hierzu ein Zitat von Khalil Gibran: Zermalmt ihr einen Apfel oder eine Nuß, so spreche euer Herz dazu: dein Same wird in meinem Körper leben und mir Kraft für gute Früchte geben - und wenn ihr ein Brot ohne Liebe backt, ist es nicht nährend, denn euere Vibrationen sind darin eingewoben. Euer Tisch sei euch Altar und euer Mahl sollte mit Dankbarkeit und Freude verzehrt werden; doch tötet ihr ein Tier für euere Gelüste, so wird die gleiche Macht euere Körpersäfte verzehren, die euch zum Töten treibt!

Wenn uns die Umstellung von der "Zivilisationskost" mit ihren versteckten Süchtigmachern schwerfällt, rufen wir uns doch in unser Gedächtnis zurück: ich will nur noch das Beste für meinen Zellstaat, damit er die Vitalkraft erhält, um mir funktionsfähig dienen zu können. Ein Ingenieur ist bedacht, seine Maschinen zu warten, sein Auto mit dem besten Treibstoff zu füttern. Wir erwarten von unserem Körperzellstaat trotz nachlassender "Innen-Pflege" und verminderter Nahrungsqualität, daß er uns zuverlässig dorthin transportiert, wo immer unser Kopfdenken ihn hindirigiert. Unsere feinen Nervenfasern sind durch die Reizüberflutung in allen Bereichen empfindungsarm geworden; wir können die Körpersprache (Signale) nicht mehr wahrnehmen und meistens werden wir erst durch eine massive Organschädigung wachgerüttelt. Warum lassen wir es so weit kommen? Wieviel Zeit und Wartungsaufwand investieren wir in die Maschinerie um uns herum? *Haben wir vergessen, daß die Seele der Träger aller ordnenden, sinngebenden und formenden Kräfte im Menschen ist?*

Was ist Ms?

In Fachkreisen spricht man von Erkrankung des Zentralnervensystems, mit schleichendem und heimtückischem Krankheitsverlauf. Im Anfangsstadium funktionieren die Nerven noch normal. Den Krankheitsbeginn signalisieren zunächst oft Sehstörungen, Doppelsehen, leichte bis schwere Lähmungserscheinungen, unsicherer Gang, u.a. auch Nachziehen des Fußes, Stolpern, Schwanken, Taubheitsgefühl in Armen und Beinen, starke Rückenschmerzen, überfallende Müdigkeit, Muskel- und Knochenschmerzen bis hin zum Abbau, enorm schwankender Gewichtsverlust. Im fortgeschrittenen Stadium kommt es zu erheblichen Sprachstörungen wie Lallen, Stottern bis Totalausfall. Drehschwindel, Unwohlsein, chronische Kopfschmerzen, Gleichgewichtsstörungen, Zittern, unkontrollierte Bewegungen. Ausfall der Feinmotorik, krampfartige Schmerzen in den Beinen, Blasen und Mastdarmstörungen, ganz- oder teilweise Gesichtslähmungen, Gedächtnisschwund usw.

Zu den möglichen Ursachen genetischer Disposition und viraler Komponenten, die meist allein nicht ausreichen, um MS zum Ausbruch zu verhelfen, gehört ein "Krankheitsaktivator", der aus der ruhenden MS den aktiven zerstörerischen Fortlauf auslöst. MS-Aktivatoren können sein: langjährige Candida-Mykosen, immunschwächende Virusinfektionen, Zweitviruserkrankungen durch latenten Herpes oder Gürtelrose, Tumorerkrankungen, schwere körperliche Traumen, langwährende psychische Streßzustände, selbst Umwelteinflüsse wie Erdstrahlen,

14

Mikrowellen, Wasseradern, auch Chemiegiftausdünstung in Mobiliar und Kleidung.

Ausgangsort der Erkrankung sind perivenoläre Bezirke der Blut-Hirn-Schranke (BHS). In der Anfangsphase der MS durchbrechen Entzündungszellen die BHS und lösen über die Freisetzung aggressiver chemischer Substrate den akuten Prozeß aus! Es entstehen dann im Körper Entzündungsmediatoren, die den Entzündungsprozeß rasch in der geweblichen Umgebung verstärken. In der Fachsprache wird von der Arachidonsäurekaskade gesprochen, dem körpereigenen Syntheseweg aggressiver Entzündungsmediatoren, wobei aus Linolsäure die Arachidonsäure und daraus die stark entzündungsfördernden Mediatoren wie Prostaglandine, Leukotriene und andere krankmachende Faktoren gebildet werden.

Entzündungsödeme entstehen dann am Ort der Entzündung in Folge "Leckwerden" der Gefäße durch Entzündungsmediatoren. Der Zusammenbruch der Myelinscheiden der Nerven mit daraus folgenden neurologischen Ausfällen vollzieht sich stadienhaft und zusätzlich beschleunigt durch Gärungsprozesse und Körperübersäuerung; letztlich wieder der Ursprung fast aller Krankheitsauslöser.

Entzündungsblockierung muß rasch und massiv erfolgen; der körpereigenen Fähigkeit, aus der Linolsäure aggressive Entzündungsmediatoren zu bilden, muß entgegengewirkt werden. Der einzig sinnvolle und machbare Weg ist die Zuführung von Eicosapentaensäure (EPA) und Docosahexaensäure (DHA). Beide Substanzen sind in Maritime Omega-3-Fettsäure enthalten und müssen bester Qualität sein. Die bisherige Therapieunterstützung mit Nachtkerzenöl ist schädigend: der Vorteil der Gammalinolensäure in diesem Öl wird durch die Nachteile der Linolsäure (Auslöser für Bildung von Entzündungsmediatoren) um ein Vielfaches übertroffen. Bei der Wahl der Omega-3-Fettsäure ist zu beachten: die hochgesättigten Fettsäuren EPA und DHA müssen mit Vitamin E kombiniert sein, denn diese Fettsäuren allein sind Vitamin-E-Räuber. Vitamin E stabilisiert grundsätzlich Nerven und Membranen und wirkt entzündungshemmend (nur natürliches nicht ranziges Vit. E aus Keimölen oder Weizenkeimlingen). Zur Beseitigung gefährlicher freier Radikale benötigt der Mensch, besonders entzündungskranke MS-Betroffene, hohe Mengen an Selen. Für Krebs- und MS-Kranke ist hefefreies Selen bis 200 mg täglich überlebenswichtig. Ratsam ist für jeden Therapeuten wie MS-Kranken, der neuen erfolgreichen MS-Therapie von Prof. Hoffmann und Dr. Frazer Aufmerksamkeit zu schenken: Schach der MS, erhältlich über die Selbsthilfegruppe MSK e.V. Gerd Hoerst, Auf der Höhe 9, 6803 Edingen 1, Tel.06203-81894 oder Printul-Verlag München. Die Autoren haben das Omega-3-Fettsäurepräparat EMEPA 70 mit Vitamin-E-Anteil in 1000 mg Kapseln als am besten geeignet getestet, ebenfalls den therapeutisch wichtigen Schalentierextrakt DEMES kombiniert mit B-Vitaminen, beides erhältlich von Sun-Vertrieb GmbH, Postfach 1467, 6719 Kirchheimbolanden, Tel. 06352-8621.

Ursprünglich ging man davon aus, daß Nervenentzündungen im Rückenmark und Gehirn die Ursache von MS sind. Der Beginn von MS liegt im perivenolären Bereich, d.h. jeweils um die kleinsten Gefäße des venösen Systems im Gehirn. Die feinstgeweblichen Venolen sind verantwortlich für die BHS-Funktion (Blut-Hirn-Schranke). Diese wacht darüber, daß schädliche, selbst körpereigene Substanzen über das Endstrombahngebiet (arterielle Versorgungs- und venöse Entsorgungsbahnen) nicht in das menschliche Gehirn gelangen können. Die Schutzfunktion der BHS geht verloren, wenn sich Entzündungsherde um die Venolen im Körper ausbreiten. Die Anhäufung saurer Stoffwechselprodukte (Schlacken) wirkt in entzündlichen Bereichen kumulativ, als Mitaktivator zu MS. Neben den viralen Komponenten und widrigen Umwelteinflüssen sind es heute vorrangig die Azidoseschäden, die MS-Ausbruch mit aktivieren.

Die Zerstörung der Myelinscheiden (Nervenschutzhüllen) ist eine Folge von Entzündungsreaktionen, wobei die betroffenen Nervenleitungen ihre Leitfähigkeit verlieren. Inzwischen wurde erkannt, daß die Markscheiden der Nervenfasern auch durch Säureablagerungen infolge jahrelanger Körperübersäuerung zerstört werden können (kristalline Säuren mit Abschmirgel- und Ätzeffekt). Die geschädigten Nervenenden können keine Impulse vom Gehirn zu spezifischen Muskeln oder Gliedern mehr weiterleiten. Dieser Vorgang führt zu Taubheitsgefühlen bis hin zu Lähmungen, die schleichend oder auch schlagartig auftreten können.

Neueste Erkenntnisse aus den USA brachten zutage, daß das Immunsystem durch im Körper entstandene aggressive Zellen, Viren oder Pilze fehlgesteuert, ja sogar irregeführt werden kann. Auch die BHS-Schranke ist ein aktiver Teil des Immunsystems. Das fehlgesteuerte Immunsystem produziert Anti-H-Körper, die auch immer mehr Allergien als Begleiterscheinung verursachen. Die Immunabwehr richtet sich in diesem Fall gegen den eigenen Körperzellstaat. Deshalb wird MS wie auch AIDS zu den sogenannten Autoaggressionskrankheiten gezählt. Ein geschwächtes Immunsystem ermöglicht das Eindringen und Ausbreiten von unkontrollierbaren Pilzen, Bakterien und Viren, die sich auch auf das Zentralnervensystem zerstörerisch auswirken können.

Unterernährte Nerven- und Organzellen

Der Nährstoff- und Energieraub durch totgekochte Speisen, wie auch durch die gärungsaktive Nahrungszusammenstellung ist mitbestimmend für unterernährte Nerven, Muskelschwund und Zelldegeneration. Das wichtige Mineral Selen wirkt Muskelerkrankungen entgegen und sollte wegen akutem Selenmangel in den Böden mit dem Algenextrakt "Selen hefefrei" (Sanatur) in höheren Dosen zugeführt werden.

Aller Alkohol, auch der im Körper selbst erzeugte Gärungsalkohol, ist ein gefährlicher Vitamin-B-Räuber. Die B-Vitamine sind eine unentbehrliche Nerven- und Gehirnnahrung. Auch Zucker, der immer säurebildend ist, ist ein Vitamin-B- und Calcium-Räuber.

• Zucker, Honig, Sirup oder Süßfrüchte zu Getreideprodukten (Müsli und Flakes) verursachen Gärungssäuren.

Jeder Gärungsprozeß hinterläßt giftige Gase und Schlacken, die über den Blutstrom in das Gehirn gelangen und auch die Impulsvermittlung vom Gedanken zur Muskelbewegung erheblich beeinträchtigen können. Die Ansammlung von nicht ausscheidbaren Schlacken infolge Stoffwechselstörungen bietet ideale Brutstätten für Viren, Bakterien und Wucherzellen.

Aus solchen Schlackenhalden, Säuren und abgestorbenem Gewebe können sich entartete Zellen entwickeln. Krebsartige Zellen leben von Schlacken und totem Gewebe und schützen dadurch den Körper vor der täglichen Vergiftung durch Fäulnis.

Solange wir uns ein Übermaß an abfallproduzierender Nahrung einverleiben, muß sich der Körperzellstaat auf diese Weise wehren. Es ist also die gärungsfreudige Zivilisationskost zu meiden, die mit den versteckten Süchtigmachern ja so gut schmeckt. Alkoholgenuß zum Essen bringt den Speisebrei im Bauch rasant zum Gären. Wir haben bereits erkannt, daß auch das vielgepriesene Getreidemüsli mit Süßfrüchten, Honig, Zucker gärungsaktiv wirkt.

Getreide ist mit Vorsicht zu genießen: Die Bundesforschungsanstalt für Ernährung in Karlsruhe hat nachgewiesen, daß die Phytinsäure, die in Getreide und Hülsenfrüchten enthalten ist, vor allem die Versorgung mit Calcium, Eisen, Magnesium und Zink gefährdet. Das sind genau die für MS- und Krebskranke lebenswichtigen Mineralien. Der Phytinsäuregehalt ist nach 16 Stunden Einweichzeit und anschließendem Kochen noch zu 80 bis 90 % vorhanden. Die vorgeschlagene einzig wirksame Methode, die Phytinsäure mit dem Zusatz des Enzyms Phytase zu spalten, ist keine gute Lösung. Jedoch durch den natürlichen Keimprozeß von mindestens 2 Tagen Keimzeit ist die Phytinsäure weitgehend abgebaut. Die Herstellung von Keimnahrung ist im Azidose-Buch beschrieben.

Die herkömmliche milchsaure Kost bei MS- und Krebskranken ist nicht immer zuträglich und bei täglicher Gas- und Blähbauchbildung zu meiden. Die Milchsäure bewirkt zwar, daß sich der Darm so schnell wie möglich des sauren Speisebreies entledigen möchte (alle Abführmittel wirken nur durch ihren hohen Säureanteil). Der übelriechende Breistuhl und Durchfall, wie auch Verstopfung zeigen aber, daß der Darm nicht gesund ist; die Gärungssäuren haben meistens die Darmflora zerstört und Darmentzündungen verursacht (siehe Nützliche Aufklärung).

Eine gründliche Darmentschlackung mit nachfolgender Sanierung der Darmflora ist Voraussetzung für eine erfolgreiche MS- oder Krebsbehandlung. Der Nobelpreisträger Dr. Otto Warburg erkannte schon 1931: "der Tod sitzt im Darm". Je mehr Gärungssäuren, um so stärker die Körperübersäuerung und Toxinbildung, um so mehr Stoffwechsel- und Immunsystemschwächung! Die Darmzotten werden gelähmt, die Nahrungsauswertung gehemmt, die Organzellen unterversorgt, es kommt zum Abmagerungssyndrom und ständigen Hungergefühlen.

Mangels Betreuungspersonal und Verständnis ist in den meisten Pflegefällen der MS-Kranke hilflos der täglichen Selbstvergiftung durch faulenden und gärenden Darminhalt nach dem Motto ausgesetzt: nur keine Mehrarbeit durch täglich 1 - 2malige menschengerechte Darmentleerung. Mindestens einmal täglich muß für Stuhlgang, unterstützt mit 2 Liter Flüssigkeitseinnahme bis zum Mittagessen, gesorgt werden.

Die Ausscheidung der Harn- und Purinsäuren über die Blase wird ebenfalls unterdrückt; 1/2 Liter Tee oder Kaffee reichen dazu nicht aus! Die Purine, resultierend aus der üblichen Eiweißüberfütterung, benötigen 1 - 2 l basische klare Flüssigkeiten, um über Nieren und Blase ausgeschwemmt werden zu können, ansonsten lagern sich diese als verhärtete Harnsäurekristalle in den Gelenken, vorzugsweise in der Blase ab und führen zu verstärkter Blasenreizung. Die Folgen: Blasen- und Nierengries, akute Entzündungen.

Als Ballaststoffe morgens nur pestizidefreies einheimisches Obst essen: vorzugsweise Apfel, Aprikosen, alle Beerensorten, Kirschen, Pflaumen, auch Feigen, Grapefruit und Orangen aus unseren Breitengraden. Die meisten für den Menschen schädlichen Pestizide sind in kleinen Dosen erlaubt (ÖKO-Test), akkumulieren sich jedoch im Körper und können Nervenlähmungen verstärken, auch Lähmungen der Darmperistaltik.

Bei zu flüssigem Stuhl gibt es eine natürliche Abhilfe: 10 Gramm (2 EL) Flohsamenschalen (Plantago ovatae, Vitalia-Reformhäuser) in 1/2 Liter Obst- oder Teegetränk nach Wahl einrühren. Die Schalen quellen um das 50fache des eigenen Volumens und binden im Darm die Darmgifte und Flüssigkeit und ermöglichen somit einen geformten Stuhl. Durchfall ist immer ein Zeichen, daß der Körper so schnell wie möglich einen irritierenden, giftigen Inhalt abstoßen möchte, also ein Reinigungsakt, welcher nie mit Abblockmethoden unterbunden werden sollte; auf diese Weise gehen die Darmgifte zurück in Richtung Blutbahn (Selbstvergiftung)!

Bei chronischer Verstopfung Kleisternahrung meiden. Die Stärkemehle in Kohlehydraten verkleistern, wenn sie über bestimmte Temperaturen erhitzt werden: Kartoffeln ab 65 Grad, Mais, Reis, Gerste, Roggen, Hafer, Weizen und Dinkel ab ca. 75 Grad. Die darüber erhitzte Nahrung verklebt die Darmzotten des Dünndarms, behindert die Peristaltik und führt zu chronischer Darmträgheit. Kleisternahrung führt über Jahre hinweg unvermeidbar zu Darmverschlackung, Verstopfungsproblemen und verminderter Nährstoffaufnahme (F. Koch). Wenn schon Kochen, dann mit einstellbaren Temperaturen im Stuplich-Topf (siehe Bezugsquellen).

Die vielgepriesene Haferkleie ist mit Vorsicht zu genießen: Hafer ist wie Gerste, Grünkern, Roggen und Weizen durch den Glutengehalt (Klebereiweiß) schleimbildend. Gluten verkleistert die Darmzotten, die Nahrungsauswertung wird reduziert, es kommt zur chronischen Erkrankung des Dünndarms (Zöliakie) und allergischen Beschwerden. Gluten ist in den Getreidekörnern nur nach dem Keimprozeß (2 Tage) abgebaut und somit unschädlich. Glutenfrei ist Amaranthgetreide, Buchweizen, Hirse, Reis und Mais; Dinkel enthält einen geringen Glutenanteil.

Candida - gefährliche Hefepilzüberwucherung

In einem solchen Milieu hat sich in den letzten 30 Jahren ein Hefepilz namens *Candida albicans* epidemisch ausbreiten können. Nicht nur bei MS- und Krebspatienten wurde dieser Pilzbefall festgestellt; inzwischen sind nach Statistiken über 70 % aller Menschen in den USA mit Hefepilzüberwucherung und deren Folgeschäden in Behandlung. Dieser von der Schulmedizin bagatellisierte Pilz ist inzwischen auch in Europa in fast jedem Darm in Auswuchsform zu finden. *In einer gesunden Darmflora, eine Seltenheit heute, lebt Candida albicans in einer natürlichen Symbiose mit den übrigen Darmbakterien.* Er entwickelt sich erst zum Feind des Menschen von dem Zeitpunkt an, wenn die lebensnotwendigen freundlichen Darmbakterien, die den Hefepilz in Schach halten, durch Antibiotika und Gärungssäuren zerstört bzw. dezimiert werden. Erst dann kann der Pilz ungehindert wuchern und sich im ganzen Körper ausbreiten. Er durchdringt die Darmwände und gelangt über die Lymphe und das Blut in die inneren Organe und drosselt systematisch unsere Lebensenergie ab. Bevor die Organzellen die lebenswichtigen Nährstoffe aus dem Blutstrom erhalten, frißt zuerst mal der Parasit Candida das weg, was ihn wachsen und gedeihen läßt, wobei unsere Organzellen systematisch unterversorgt werden. Dieser aggressive Pilz attackiert sogar die Killerzellen, die das Immunsystem gegen ihn zur Abwehr aussendet. Unser Zellstaat ist ständig zum "Kampf gegen den Hefepilz" mobilisiert und befindet sich dadurch in einem inneren Kriegszustand. Das bedeutet Streßsäuren, Spannungszustände und Schwächung des Immunsystems.

Ja sogar unser Gemüt wird gravierend von diesem Pilz tangiert. Der amerikanische Physiker Steven Rochlitz erforschte, daß dieser Pilz bei seinem eigenen Verbrennungsprozeß von Nährstoffen das giftige Gas Acetaldehyd entwickelt. **Acetaldehyd ist ein noch gefährlicheres Nervengift als Formaldehyd,** denn es zerstört den wichtigsten Überträgerstoff im Corpus callosum, ein Nervenfaserbündel, das beide Gehirnhälften miteinander verbindet. Eine fatale Auswirkung auf den MS-Kranken ist nicht von der Hand zu weisen. Diese Zerstörung führt schon bei Kleinkindern und Heranwachsenden zu Gehirnintegrationsstörungen mit den Symptomen Vergeßlichkeit, Lernunlust, Mangel an Konzentrations- und Koordinationsvermögen, Pendeln zwischen aggressivem und passivem Verhalten, häufigen Depressionen, sowie Abschwächung der Gehirnimpulse, letztendlich bis hin zur Stumpfsinnigkeit. Gerade der MS-Kranke muß es vermeiden, daß die Funktion der Gehirnimpulsübertragung noch mehr geschädigt wird.

In seiner Auswuchsform erlebt der Candida-Pilz heute durch die gärungsfreudige Zivilisationskost seine Hochblüte. Im Gegensatz zu Mucor, der Urform aller Pilze, gedeiht Candida mit dem Zucker aus allen Kohlehydraten, mit ferment- und hefehaltigen Speisen, z.B. Brot, Käse, Früchtejoghurt, Getreidesüßspeisen etc. Der Pilz wächst rapide mit Alkohol jeder Art und durch Gärungsprozesse während des Verdauungsvorganges. Besonders das übliche ungenügende Kauen der Kohlehydrate (KHY), wie Getreidemüsli, Brot, Kartoffeln, Backwaren usw. führt unweigerlich zur Gärung, da das für die Verdauung der KHY notwendige Enzym Ptyalin nur durch Kauen im Mund gebildet wird. Ohne die Ptyalin-Bildung sind die Stärken nicht aufschließbar und verwertbar. Der halbverdaute Speisebrei geht in Gärung über. Bei diesem Gärungsprozeß entstehen Fuselalkohol, Essigsäure und Schlacken, die wiederum das Candida-Wachstum begünstigen. Essigsäure entzieht dem Körper Phosphor, der für die Denkfähigkeit notwendig ist. Bei Phosphormangel wird ebenso die Schilddrüsenfunktion gestört und die Leistung der Nebennieren herabgesetzt, was wiederum die hormonalen Sekretionen mindert und auch die Gemütsebene empfindlich tangiert.

Darmgifte führen nach Dr. Breisacher sehr häufig zu Funktionsstörungen der Schilddrüse, mit Auswirkungen auf chronische Gewichtszunahme oder -abnahme, ebenso wird die Funktion der Hypophyse gestört, welche das Zentralnervensytem und die Gehirnfunktion steuert. Bei nicht täglicher Darmentleerung sind Kopfschmerzen, Konzentrationsmangel, Unlust und Reizbarkeit an der Tagesordnung. Bei geschädigter Bauchspeicheldrüse (Entzündungen, Diabetes) gärt und fault mangels Verdauungssäften die Speise ebenfalls im Darm und begünstigt den Parasiten Candida. Ständige Blähungen und Kotbauch sind bei Zuckerkranken übliche Erscheinungsbilder. Pilzüberwuchs im Darm oder Blut raubt unseren Zellen lebenswichtige Mineralien, Nährstoffe und Sauerstoff. Über das Blut gelangen die Pilze in die inneren Organe und bedrohen das Leben unserer Organzellen. Jede Zelle kämpft um ihr Leben, und die Schwingung dieses inneren Todeskampfes in Millionen Körperzellen überträgt sich über die Nervenimpulse zum Gehirn. Die Zellen schlaffen wortwörtlich ab und wir selbst fühlen uns rundherum miserabel, wobei die Schulmedizin keine ernsthafte Krankheitsursache finden kann.

Die Symptombehandlung mit Anti-Mykotika (Pilzkillern) beseitigt jedoch das Übel nicht an der Wurzel. Dr. Felix Perger, Österreich, berichtet, daß bei 98 % aller Fälle (über 2500 aus seiner Praxis) nach wenigen Monaten ein Rückfall eintrat, wenn nur mit Anti-Pilzmitteln behandelt wurde ohne gleichzeitige Ernährungsumstellung. Die Lebensweise, auch im geistigen Bereich, muß gesundheitserhaltend orientiert werden; wir selbst müssen die Verantwortung für unsere Gesundung in die Hand nehmen! Hierzu verhilft das Wissen um die Symptome und nachfolgende Anti-Candida-Diät.

Die vielfältigen Symptome von Candida-Überwucherung

Allergien, Austrocknen der Schleimhäute, oft auch mit Gallenproblemen verbunden, arthritisähnliche Gelenkschmerzen, Infektionen in Unterleibs- und Verdauungsorganen, Mund- und Nasenhöhlen, Gehörgängen, chronischer Vaginalausfluß, vermehrter und schmerzhafter Harndrang, Wechsel von Verstopfung und Durchfall, Über- und Untergewicht, ständige Hunger- und Suchtgefühle, besonders nach Süßspeisen und gärungsaktiver Nahrung, Konzentrations- und Gedächtnisschwäche, aggressive bis depressive Stimmungszustände, Leistungsabfall, Erschöpfung, Libidoverlust, Schlafstörungen, Benebelung, Verwirrtheit.

Der Pilz nistet sich mit Vorliebe in den feuchten Schleimhäuten ein: Blase, Harnwege, Dick- und Dünndarm, Magen, Gallengängen, Herzhöhlen, Lungen, Bronchien, Nebenhöhlen, Ohren und bewirkt Energieraub und Schwächung auf allen Ebenen.

23

Candida kann sich hauptsächlich aus dem Darmbereich heraus ausbreiten, wenn durch Gärung oder Immunschwächung die hilfreichen Bakterien der Darmflora reduziert werden. Die Anwendung der Breitband-Antibiotika (auch beliebte medizinische Pilzkiller) - selbst in kleinen Dosen - wirken sich zerstörerisch auf die nützlichen Darmbakterien aus, was wiederum Candida begünstigt. Hierzu tragen auch Cortisone und Steroidpräparate bei - dazu zählt auch die Pille, ebenso der tägliche Verzehr von antibiotikabelasteten Fleisch- oder Geflügelprodukten, auch Eierwaren.

Der täglich Streß in unserem Leben favorisiert Candida-Wachstum, denn durch die konstante Stimulation der Nebennieren wird der Körper mit selbsterzeugten Steroiden überflutet, was zu einer Immunschwäche führt. Sind die natürlichen Barrieren - Immunabwehr und Darmflora - abgeschwächt, entartet Candida in eine Fadenpilzform, die wurzelähnlich lebendes Gewebe und Zellen gewaltsam durchdringt und dabei Stoffwechselgifte in den Blutkreislauf ausschüttet. Ist der Pilz einmal über die Blutbahn in das Zwischenzellgewebe (Bindegewebe, Lymphe), Kapillargefäße oder in die inneren Organe vorgedrungen, spricht man von einer Candida-Mykose. Viele Babys werden heute mit Candida-Mykose geboren, wenn die Mutter ebenfalls - meist unwissentlich - von Candida-Überwuchs befallen war. Die Kleinen leiden dann unter Allergien, Hautausschlägen, Windelsoor, Gehirnintegrations- und Wachstumsstörungen und angeborener Zuckersucht. Bei über 90 % aller Neurodermitiker wurde Candida-Überwucherung festgestellt.

Möglichkeiten der Pilzübertragung

Die Eintrittspforten von After und Scheide sind bevorzugte Übertragungsbereiche für Pilze. Bei Geschlechtskontakt gelangen die Pilze - besonders bei der Frau - über die Scheide in Blase, Gebärmutter und Eierstöcke. Im Wachstumsstadium dringt der Pilz durch die Darmwände und schädigt Nieren, Milz, Bauchspeicheldrüse und Leber mit seinen Stoffwechselgiften. Candida-Befall im Urogenitaltrakt macht sich beim Mann erst viel später als bei der Frau mit vermehrtem Harndrang und dann mit

Prostatabeschwerden bemerkbar. Sauna und Dampfbäder sind Ansteckungsorte für pathogene Pilze, ebenso die Hefepilze am Bierglas des Nachbarn. Masseure, Friseure, Zahnärzte und alle Heilberufe, die körperkontaktorientiert arbeiten, sind gefährdet. So wird z.b. der aufgewirbelte Nagelstaub mit dem daran haftenden Pilz eingeatmet und kann zu Luftröhren- und Lungenmykosen führen (HP Walter Rauscher: "Tödliche Mykosen", Eigenverlag Karlsruhe).

Auch die Kopfhaut ist bei vielen Menschen mit Pilzmetaboliten befallen. Die Kämme der Friseure bergen Übertragungsgefahren, wenn diese nicht über Nacht in eine über 80%ige Alkohollösung gelegt wurden, denn in 70%igem Alkohol überleben die Pilzsporen. Ein Großteil aller Allergiker ist heute mit Pilzbefall infiziert (Zentrum für Dermatologie, Universität Frankfurt); Allergien sind heute bei den Friseuren eine Berufskrankheit. Eine weitere große Überträgergefahr sind Gemeinschaftswaschmaschinen; bei deren Gebrauch ist nur die Kochwäsche pilz- und sporenfrei! Alle Schwimmbäder ohne Ozonanreicherung sind Ansteckungsorte, denn die Chlorzusätze reichen nicht aus, um die Pilzsporen abzutöten. Alte Entlüftungsanlagen und Schächte können ebenfalls eine Brutstätte von Schimmelpilzen sein, die wir ständig einatmen.

Bagatellisierte Fußpilz- und Nagelerkrankungen sollten ernst genommen werden, denn auch Fuß- und Nagelpilz kann in die Blutbahn gelangen und innere Organe infizieren. Allein in der BRD sind 40 % der Bevölkerung wegen Hautpilzerkrankungen in Behandlung. Symptome: die Haut schält sich immer wieder, wird weißlich bis gelblich; der Nagel wird wellig, dicker und gelblich verfärbt und kann sich lösen.

Harmlose Pilzerkrankungen gibt es nicht. Die für den menschlich Körperzellstaat lebensbedrohliche Pilzüberwucherung im geschädigten Darmmilieu, bedingt durch die gärungsaktive Genußmittel- und Drogensucht einerseits und durch die heutige Umweltgiftbelastung, trägt zu der bedenklichen Tatsache bei, daß 20 Millionen Deutsche an einer geschädigten Darmflora mit den entsprechenden Folgeschäden leiden.

Die Stoffwechselschlacken aus der gängigen Eiweißüberfütterung mit Fleisch-, Wurstwaren, Käse, Quark, Eiern, tierischen Fetten etc. führen zu Purin- und Harnsäuren. Das übliche Zuvielessen - für mehr als 2/3 Magenfüllung kann der Körper keine Verdauungssäfte produzieren - führt ebenfalls zur Gärung. Das unauswertbare Eiweiß gärt, der nur halbverdaubare Speisebrei fault in den Gedärmen und bietet eine Brutstätte für Pilze und Bakterien und füttert zudem unsere Schlacken- und Fettzellen.

Da Candida-Pilz ebenso an kohlehydratreicher Kost wächst, ist eine eiweißreiche, leichtverdauliche Nahrung notwendig, welche keine Stoffwechselschlacken hinterläßt. Dazu eignet sich bei Candida-Mykose vorrangig die pflanzliche Eiweißkost, besonders die praktisch jodfreie Alge Spirulina, welche mit dem höchsten Eiweiß- und Vitalnährstoffwert (100%ige Auswertung ohne Verdauungsarbeit) Sofortenergie- und Aufbaustoffe liefert. Bei Unterzucker (Schwindel, Schwächegefühl, Erschöpfung) bietet sich Spirulina als Sofortenergiequelle anstelle Zucker jeder Art an, da dieser vorrangig den Hefepilz mästen würde.

Candida lebt auch von Glukose im Blutstrom; eine Mitursache, die auch zum *gefährlichen Absinken des Blutzuckers* beiträgt und dadurch zum Auslöser der Zuckersucht wird. Ratsam ist in diesem Fall, stets 15 Spirulina-Tabletten griffbereit zu halten; wenn diese langsam gelutscht werden, oder in Pulverform als Paste gut eingespeichelt, gleicht Spirulina Blutzuckerschwankungen in Minuten aus, da die konzentrierten Vital-, Vitamin- und Mineralstoffe sofort über die Mund- und Magenschleimhäute in die Blutbahn gelangen und zu den erschöpften Zellen als Energienahrung transportiert werden. Die Alge liefert alle lebensnotwendigen Aminosäuren und ist eine wertvolle Aufbaunahrung für das Gehirn. Infolge ihrer einfachen Molekularstruktur können ihre Nährstoffe sofort die Blut-Gehirnschranke durchdringen und den erschöpften Zellen als Nahrung dienen. Um Candida unter Kontrolle zu bringen, ist die sinnvolle eiweißreiche Anti-Candida-Diät im Zusammenwirken mit natürlichen Anti-Pilzwirkstoffen notwendig.

Erlaubte Eiweißquellen: Avocado, Nußeiweiß in Mandeln, Kokos- und Walnüssen (nur frisch aus der Schale), Sesam und Leinsamen nur aus Bioanbau (Naturkost), Kürbiskerne nur aus Sonderzucht (Reformhaus) wegen Schimmelpilzbefall; aus diesem Grund auch keine Cashew-, Erd-, Paranüsse und Pistazien (zusätzliche hohe Chemiegiftbelastung).

Amaranthgetreide und Buchweizen, Trockenbohnen und Linsen gekocht, grüne Bohnen, Bohnen- und Linsensprossen nur fünf Minuten garen, nicht roh essen! Sojaprodukte nur, wenn nicht fermentiert! Wild- und Naturreis, Schafs- oder Ziegenrohmilch, auch als Dickmilch oder Joghurt; Meeresalgen einweichen und kochen in Suppengerichten; Fleischwaren, Geflügel und Eier nicht aus Masttierhaltung, nicht roh oder geräuchert, ebenso Fische und Schalentiere nur gekocht, nicht roh und geräuchert.

Empfehlenswerte leicht verdauliche Eiweißnahrung: Amaranthgetreide, Buchweizen, Natur- und Wildreis, Hirse, Avocadofrucht, fetthaltig. Mandeln sollten über Nacht 8 - 10 Stunden in Wasser quellen, dann ohne Wasser luftdicht und kühl lagern. Vor dem Verzehr nur sehr kurz (3 Sekunden!) im kochenden Wasser schwenken, abschrecken und die Kerne aus der Schale drücken, um Schimmelpilzbefall an den Schalen zu vermeiden. Alle angekeimten Bohnensorten, Erbsen und Linsen für fünf Minuten mit wenig Wasser garen. Nach dem Keimprozeß, ab dem zweiten Tag, sind diese nicht mehr säurebildend, leichter verdaulich und auswertbar und zusätzlich im Nährwertgehalt um ca. 300 % gestiegen! Sesam und Leinsamen müssen für die Eiweißauswertung frisch pulverfein gemahlen sein. Sauermilch kann aus roher Schafs- oder Ziegenmilch mit Zugabe von 1 EL L(+)Milchsäurejoghurt pro Liter Milch selbst hergestellt werden. Spirulina-Alge in Pulver- oder Tablettenform nicht über 60 Grad erhitzen und je 5 Gramm mit 1/4 Liter Flüssigkeit verzehren.

Folgende Nahrungsmittel tragen zum Pilzwachstum bei: Alle Masttierprodukte sind viren-, bakterien- und pilzinfiziert, auch Eier, da das Futtermehl aus Fischabfällen und Tierkadavern hergestellt wird. Bei allen kommerziell geschälten und abgepackten Nüssen besteht Schimmelpilzgefahr, bei Bruchware zusätzliches Ranzigwerden. Das Rösten übertüncht den ranzigen Fettgeschmack und bildet wie alle Röst-, Grill- und Back-waren **freie Radikale,** die als Zerstörer der lebensnotwendigen Fettsäuren im Körperzellstaat wüten. Meiden: alle Schimmelpilz-käse, Quarksorten, Kuhmilchprodukte, außer Joghurt aus Roh-milch mit L(+)Milchsäure (rechtsdrehend) und Demeter Süß-molke, je nach Verträglichkeit. Alle Zuckersorten, Malz-, Milch- und Obstzuckerkonzentrate, Glukose, Süßstoffe, Glutamate, Ahornsirup, Melasse, Honig, Marmeladen, Trockenfrüchte, fri-sche Süßfrüchte und Säfte daraus, Sirup jeder Art. Abgepackte und fabrikmäßig verarbeitete Eßwaren beinhalten fast alle ver-steckten Zucker oder Hefe, was meistens zu Gärungsalkohol im Körper führt, "dem heimlichen Süchtigmacher"! Alle alkoholarti-gen Getränke, auch Kombuchagetränk, sind bei Pilz-Mykosen nicht ratsam, ebenso alle Fertigfruchtsäfte, Soft-Drinks, Cola und Dosengetränke. Ausnahme selbstgepreßter Zitronensaft oder Sauerfrucht-Muttersäfte (zuckerfrei, Reformhaus oder Na-turkost). Alle verarbeiteten Fleisch-, Wurst- und Fischwaren, Hot Dogs, Hamburger, Corned beef, Salami und alle Räucherwaren sind Bakterien-, Viren- und Schimmelpilzträger und täuschen ihre Frische mit ohnehin giftigen Konservierungsstoffen vor. Künstliche Zitronensäure als Konservierung ist meistens ein Hefederivat wie auch alle Essigsorten. Alle kommerziellen Saucen, Dips, Dressings, Senf, Ketchup, Sojasaucen, Tamari, Miso, Mayonnaisen jeder Art und essigsauer Eingelegtes ent-halten Essigsäure, versteckten Zucker oder sind Fermentpro-dukte.

Alle Brot-, Back- und Teigwaren, Chips und Cracker sind denaturierte Kohlehydrate mit Hefen, Backtrieb- oder Ferment-zusätzen. *Ausnahme:* Buchweizen-, Reis-, Hirsewaffeln, Buch-weizennudeln, Essenzbrot aus angekeimten Körner ohne Hefe und Zuckerzusätze oder hefefreie Knäckebrote und Misopaste sind in Maßen nach der Candida-Diät erlaubt. Sehr stärkemehl-haltige KHY wie Kastanien, Mais, Kartoffeln jeder Art und Kichererbsen sollten erst dann, nachdem der Pilz unter Kon-trolle ist, sparsam verwendet werden.

Alle abgestandenen rohen wie gekochten Eßwaren entwickeln ungekühlt bei Raumtemperatur schon nach ca. 4 Stunden Schimmelbakterien (mikroskopisch sichtbar).

Amalgam-Gifte schwächen die Immunabwehr: Wenn eine Änderung in der Ernährungs- und Lebensweise angestrebt wird, um Candida in Schach zu halten, ist ebenso die Entfernung der Amalgamplomben notwendig. Amalgam besteht überwiegend aus giftigem Quecksilber und toxischen Schwermetallen, welche in Muskel- und Bindegewebe entlang der Nervenbahnen bis in das Gehirn gespeichert werden. Fazit: die Denkfähigkeit wird dadurch beeinträchtigt, zudem kann das eingelagerte Gift zu Nervenlähmungen führen. Wichtige Hinweise zur Amalgamentfernung und Ausleitung der Gifte sind erhältlich bei der Beratungsstelle für Amalgamvergiftete e.V., Rembrandtstr. 21a, 8000 München 60, Tel. 089-8201226.

Candida-Testmöglichkeiten

Bluttest nach Prof. Enderlein - die Dunkelfeld-Mikroskopie:

HP A. Röcker, Nymphenburgerstr. 26, München, 089-1234788
HP M. Kammerloher, Mühlpointstr. 11, 8201 Schechen / Rosenheim, Tel. 08031-81177

HP E. Mayr, 8126 Hohenpeißenberg (Weilheim), Tel. 08805-408
HP J. Endres, Rathausstr. 1, 8960 Kempten, Tel. 0831-21486
Candida-IgG-Test auf Antikörper (Candida-Allergene werden unter die Haut gespritzt.): Dr. Erik Vonhof, Prinzenstraße 13, 8000 München 19, Tel. 089-133041

Stuhltest in Fachlabors ist nur nach mehrmaligen Stuhlproben aussagekräftig, da Candida sich in Nestern ansiedelt und nicht immer in nur einem Stuhlabschnitt erfaßt werden kann.

Kontroll- und Behandlungsmöglichkeiten: Lokalisierung des Pilzbefalles mit Hilfe der Dunkelfeld-Mikroskopie durch einen erfahrenen Naturarzt oder Heilpraktiker. Adressen bei Fachverbänden erfragen. Der Schweizer Bruno Haefeli, ein Pionier in der Pilzforschung, ermöglicht mit einem selbst entwickelten Färbebluttest ebenfalls die Mykosendiagnose. Information: Arbeitsgemeinschaft Mikroskopische Blutforschung, CH-6030 Ebikon, Rotseeweg 9, Tel. 0041-41-365860.

Die Symbioselenkung ist nur nach individueller Austestung durch einen Fachtherapeuten sinnvoll, dabei können die Testmöglichkeiten durch Anwendung der Kinesiologie und Elektroakupunktur sehr hilfreich sein. Nach der Anwendung von Anti-Mykotika, Antibiotika oder Darmspülungen ist die Wiederherstellung der Darmflora unbedingt erforderlich. Eine altbewährte Selbsthilfe-Methode aus USA bieten zwei ähnlich wirksame Präparate: Superdophilus und MFA-Acidophilus milchfrei, erhältlich über Gesundheitskontor Ostallgäu, Schützenstr 8, 8951 Lengenwang, Tel. 0836-48514. Beide Produkte garantieren einen Gehalt von mindestens 1 Milliarde lebensfähiger Bakterien pro Gramm, besonders wirksam im Dünndarm und gegen Candida; auch während der Anti-Candida-Diät empfehlenswert. Rektale Implantate mit Superdophilus beschleunigen den Aufbau der Darmflora. In wenig Wasser auflösen; für optimale Resorption möglichst lange im Enddarm halten.

Colonic-Therapie, Darmspülungen: diese beschleunigen das Ausräumen der giftigen gärungsaktiven Schlacken und oft jahrzehntelanger Verkrustungen im Darm. Info, Anmeldung: HP Ina Müller-Arnold, Schwanseestr. 43, 8 München 90, 089-6900001
HP Helen Blohm, Starnberger Str.3, 8035 Gauting,089-8507235
HP Karin Grewe, Bülowstr. 19, 8 München 80, 089- 986506
HP Nathalie Grillet, Friedrichstr. 20, 8 München 40, 089- 346053
HP G. Korbella, Hanfelder Str. 2, 8130 Starnberg, 08151-13498

Überregionale Adressen vom Heilpraktiker-Verband erfragen.

Colonic-Therapie ambulant und stationär im Therapie- und Seminarhaus Wald-Eck, Langenargen-Bodensee (s. Anhang).

Eine wertvolle Vorarbeit in Ergänzung zur Colonic-Therapie leistet die Papaya-Frucht. Die grauen bis schwarzen Kerne (ca. 30 - 40) werden gut zerkaut, schluckweise mit 1/4 l Wasser folgen; wenn Fruchtfleisch nicht zu süß, mit diesem zusammen kauen. Eine 6 - 8wöchige Einnahme, morgens nüchtern, bewirkt das schrittweise Entkrusten der Darmwände und Aufweichen der verhärteten Schlacken (siehe Anhang).

In milderer Weise unterstützt das Naturprodukt Yacca plus Gerstengrün die Entgiftung der Verdauungsorgane und aktiviert den gesamten Stoffwechsel. Die Saponine aus der Yucca-Palme haben einen reinigenden Effekt und die regenerierende und entgiftende Wirkung von Gerstengras ist unübertroffen, besonders beim frischen Gras. Info-Material und Bestellformulare sind beim Spira-Versand erhältlich; Kurpackung in Kapselform für ca. 2 Monate, 150 Gramm, DM 166,--. Ebenfalls bewährt hat sich in vielen Fastenkliniken die orale Einnahme von Glauber- oder Bittersalz. Bei Nierenschwäche ist Bittersalz ratsam. Beide Mineralsalzlösungen bewirken ein Ausräumen des Dünn- und Dickdarmes mit einem durchfallähnlichen Durchputzeffekt. Nur nach Anweisung eines Therapeuten oder der Anleitung im Azidose-Buch, Kapitel Darmsanierung, einnehmen.

Heilfasten bei Candida-Überwucherung

Da der häufigste Candidabefall seinen Ursprung aus den Gärungs- und Fäulnisbereichen im Dick- und Dünndarm hat, wird durch eine darmreinigende Heilfastenkur der Erfolg und unser Wohlbefinden beschleunigt. Dr. Hauss in Eckernförde, mit langjähriger Candida-Erfahrung, warnt zu Recht bei Candida-Befall vor Fastenkuren ohne zusätzliche Beigabe von hochwertigem Eiweiß, bei möglichst geringer Verdauungsbelastung. Ohne Nährsubstanzen dringt der Fadenpilz Candida noch tiefer durch die Darmwände und schüttet seine Stoffwechselgifte in die Blutbahn; dabei kann es zu schwerwiegenden Gesundheitsstörungen kommen: Schwindel, Übelkeit, Erbrechen, Kreislauf- und Herzversagen. Daher ist ein unbedenkliches Heilfasten ohne Erschöpfungs- und Hungergefühle mit 3mal 10 Gramm Spirulina (in Pulver- oder Tablettenform) mit je 1/2 Liter Flüssigkeit ratsam. Flüssigkeitswahl: hefefreie Demeter-Gemüsebrühe, warmer Gemüsesud, Gemüsesäfte, Demeter-Süßmolke (Pulverform) oder Molke von selbstgesäuerter Ziegen- oder Schafsmilch. Die Ausschwemmung der Pilz- und Stoffwechselschlacken wird jeweils eine halbe Stunde vor dem Spirulina-Trunk mit Seed-a-Sept Anti-Pilzmittel oder ascorbinsäurefreiem Vitamin C (1 Gramm) mit einem halben Liter Wasser oder Tee in Gang gehalten.

Wirksame natürliche Anti-Pilzmittel

Bisher wurde La-Pacho-Tee aus dem Regenwald in Unmengen als Anti-Pilzmittel konsumiert. Nur der Teesud aus der Baumrinde enthält pilzabtötende Wirkstoffe und wurde seit Jahrzehnten in Südamerika als wirksames Krebsheilmittel verwendet. Die durch Candida verursachte enorme Nachfrage auf dieses für die Krebsheilung wichtige Naturprodukt hat fast allen Bäumen das Leben gekostet. Rechtzeitig, bevor der letzte Baum gefällt, ist ein neues gegen Pilzbefall weitaus wirksameres Naturprodukt aus USA auch für Europa verfügbar. Seed-a-Sept ist ein Extrakt aus angekeimten Grapefruitsamen in Glycerinlösung und wirkt als Breitband-Antibiotikum gegen eine Liste von Erregern, u. a. Mykosen (Pilze), Parasiten und Herpes-simplex-Virus. Der bittere Grapefruitsamenextrakt wirkt basisch und entschlackend, ohne dabei die Darmflora negativ zu beeinflussen. In Tropfenform ist der Extrakt innerlich wie äußerlich anwendbar; bei Fuß-, Haut- und Nagelpilz, Hautinfektionen, als Vaginaldusche und besonders gegen internen Candida-Befall wurde das Präparat seit drei Jahren in USA erfolgreich getestet. Bei bereits angegriffener Magenschleimhaut und bei Kleinkindern kann Seed-a-Sept auch in Kapselform jeder Nahrung oder Getränk beigegeben werden. Ausführliche Anwendungsinformation mit medizinischem Gutachten und Bestellschein gegen Freiumschlag von Spira-Versand: 60ml-Flasche DM 70.--, ausreichend für 10 - 12 Wochen, 100 Kapseln DM 60.--, reicht für ca. 6 Wochen (jeweils zuzüglich DM 3.50 Versand).

Dieser neue spezifische Anti-Candida-Killer ist gegenüber La-Pacho-Tee viel preisgünstiger, da die bei Pilzbefall erforderliche Dosis von täglich 20 Gramm Tee ca. DM 4.-- kostet.

Knoblauch und Meerrettich, die in Europa bekannten natürlichen Bakterien-Killer, auch die Zwiebel mit abgeschwächter Wirkung, sollten in der Anti-Candida-Diät nicht fehlen. Ein gefriergetrocknetes Knoblauchpulver in Kapselform aus USA enthält den wichtigen aktiven Wirkstoff Allicin (wird bei Hitze zerstört) und ist gleichwertig wirksam wie frischer Knoblauch, jedoch ohne Geruchsbelästigung. Erhältlich bei Miomar AG, Wannenstr. 41, CH-8542 Wiesendangen, Tel. 0041-52-372492.

Rechtsdrehende L(+)Milchsäure: Milchsäure hat eine fäulnishemmende Wirkung und ist als natürliches Konservierungsmittel seit Generationen geschätzt. Die meisten mit Milchsäure haltbar gemachten Lebensmittel enthalten ein Gemisch von links- und rechtsdrehender D(-)Milchsäure (Racemat). Der Versuch, milchsaure Kost mit L(+)Milchsäure anzureichern, ist wertlos, da in jedem Fall auch D(-)Milchsäure und somit auch Racemat enthalten ist. Bei Anreicherung von Racemat im Körper (infolge Übermaß von milchsaurer Kost) kann es zu Störungen des Milchsäurestoffwechsels kommen (Belastung der Leber und Nieren; daher kann milchsaure Kost keine Heilnahrung für Kranke sein!). Die als gesund gepriesenen Vorteile der Milchsauerprodukte sind fraglich und überwiegen nicht den Nachteil, daß jede Ansammlung von Milchsäure den Mineralbestand im Körper mindert (Fred Koch), denn bei bereits saurem Körpermilieu wird Milchsäure wie alle Säuren durch Mineralstoffentzug abgepuffert.

Die für Krebs- und MS-Kranke befürwortete überwiegende milchsaure Kost muß in Frage gestellt werden, da aufgrund der Erkenntnisse von Prof. O. Warburg in der Krebszelle eine Anhäufung von linksdrehender Milchsäuregärung zu finden ist. Eine überwiegend milchsaure Kost führt aber nicht nur beim Krebskranken zur Laktat-Azidose, denn die Leber kann nur begrenzt die Milchsäure zu Glykogen (gespeicherter Zucker) aufbauen. Aus diesem Grund kommt es besonders bei Anwendung der Milchsäure-Diät zur Glykogenverarmung in Leber und Muskulatur (Muskelschwund).

Saure Milch ist eine kohlehydratarme Milch, da der Milchzucker durch die milchsaure Gärung in Milchsäure umgewandelt wurde und kann daher im Rahmen der KHY-armen Anti-Candida-Diät in Maßen gewählt werden.

Die Universitäts-Hautklinik Hamburg teilt auch meine Erfahrung: Candida albicans kann den Milchzucker aus frischer Rohmilch oder Süßmolke nicht verwerten. Jeder muß für sich selbst herausfinden, ob die Candida-Symptome Allergien, Blähungen, Soorbeläge auf Zunge und Schleimhäuten und Verschleimung mit Milch- oder auch mit Milchsauerprodukten zunehmen.

Zur Anti-Candida-Diät: diese besteht aus täglich drei bis vier sehr sättigenden hochwertigen Eiweißmahlzeiten, welche vorzugsweise im Vier-Tage-Rotations-Zyklus abwechseln. Ein übersichtlicher Diätplan mit köstlichen "Anti-Pilz-Rezepten" und Variationsvorschlägen für 6 - 12 Wochen ist im Buch "Stop der Azidose" unter dem Kapital Candida enthalten.

Candida-Kontrollmöglichkeiten: Wollen wir uns überzeugen, ob wir nach drei Monaten Anti-Candida-Diät den Pilzbefall unter Kontrolle gebracht haben, brauchen wir nur auf die Körpersignale zu achten. Unser Zellstaat signalisiert immer wieder die typischen, bereits aufgelisteten Candida-Symptome, wenn wir in die altgewohnten Eßsüchte zurückfallen, welche wiederum innere Streßzustände und Immunschwäche verursachen.

Ebenfalls schädigen die starken Säurebildner Kaffee (auch coffeinfrei) und schwarzer Tee das Immunsystem. Beide verschlacken die Gefäße mit nicht abbaubaren Teerstoffen; denken wir nur an den Rückstand in Kaffee- oder Teekannen. Diese Stimulanzien lähmen das Schlafzentrum im Gehirn und durch den widernatürlichen Aufpeitscheffekt fließt zwar das Blut kurzfristig schneller durch unsere Adern, jedoch der ruhebedürftige Zellstaat wird mißhandelt, praktisch mundtot gemacht; die Zudeckmethode vieler Arzneidrogen und Suchtmittel. Unsere Körperzellen können sich nicht mehr energetisch aufladen! Nach kurzer Zeit fühlen wir uns wieder abgeschlafft, energielos und die harmlose nächste Tasse führt zur Coffein- oder Teeinsucht. Was für eine zusätzliche Belastung für unser Immunsystem, das durch die Umweltgifte ohnehin schon überfordert ist.

Wenn wir trotz unseres besseren Wissens den Süchten und Gewohnheiten nachgeben und damit dem Parasiten Candida rapide zur Ausdehnung verhelfen, finden wir uns in kürze in dem miserablen Zustand, aus dem wir uns ja befreien wollten. Hier hilft nur ein Zurück zur "Anti-Candida-Diät" und zur Konfliktlösung auf der geistigen wie körperlichen Ebene der Leitsatz: **Ich will nur das beste für mich und meinen Zellstaat!** Dazu gehört auch Wasser, zusammen mit Sauerstoff unser wichtigstes Lebenselement.

Täglich Tiefenatmung und leichte Bewegungsübungen sind notwendig, um das Blut mit mehr Sauerstoff anzureichern und den Stoffwechselprozeß zu aktivieren. Candida wie alle Mykosen entziehen uns laufend Sauerstoff; Grund für oft unerklärbare Müdigkeit und Erschöpfung. Bei fortgeschrittenem Mykosenbefall kollabiert der Zellstoffwechsel infolge fehlendem Sauerstoff und Nährstoffen. Letztlich erstickt die Zelle an giftigen Stoffwechselschlacken, die sie ohne Energieversorgung nicht mehr abstoßen kann. Es ist heute erwiesen, daß wir mit Frischluft "Lichtmoleküle" einatmen; diese stärken besonders unser Drüsen-, Nerven- und Immunsystem. Die in der nicht hitzebehandelten Pflanzennahrung gespeicherte Sonnenenergie aktiviert als energetischer Träger den Zellkern zur Zellerneuerung und verbessert die Aufnahme von Sauerstoff ; hierzu zählen vorrangig das chlorophyllhaltige Gersten- oder Weizengras und Spirulina-Alge.

Welches Wasser sollen wir trinken? Eine wichtige Frage; das Leitungswasser ist durch Chemie- und Schadstoffbelastung immer gesundheitsschädigender geworden. Die Schrift "Naturarzt" Nr. 3/87, warnt: Vorsicht Mineralwasser! Bei rund der Hälfte von 240 untersuchten Flaschenwässern wurden giftige Schadstoffe und erhöhte Nitratgehalte festgestellt. Die darin anorganisch gelösten Mineralien können vom Körper so gut wie nicht resorbiert werden. Erfahrungsberichte von Dr. Walker, Dr. Shelton und Dr. Bragg (Waldthausen-Verlag, Ritterhude) bestätigen Professor Glässner: dampfdestilliertes Wasser ist die ideale Lösung für Trinkkuren zu Hause, bei Stoffwechselstörungen, Übergewicht und Ablagerungserscheinungen. Die Dampfdestillation mit dem Heimdestiller gewährleistet eine höchstmögliche Wasserreinheit (Schadstoff- und Kalkreduktion über 99 %) bei kontinuierlicher Leistung ohne Installation. Das Gerät in der Größe eines 5-Liter-Edelstahlkochtopfes liefert 4 Liter bestes schadstofffreies Wasser in sechs Stunden und schaltet danach automatisch ab. Ein Liter Wasser kostet ca. 35 Pfennig incl. Stromverbrauch. Der Anschaffungspreis von DM 530,-- ist für jeden Haushalt erschwinglich. Kostenloses Informationsmaterial ist erhältlich im Fürhoff-Verlag, Postfach, D-W 8130 Starnberg 3, Tel. 08151-28899.

Hilfreiche Gegenspieler von Candida

Vitamin A und die B-Vitamine von B1 bis B12 sind notwendig zur Zellreparatur und Stärkung der Immunabwehr. Diese wichtigen Vitamine, einschließlich aller lebensnotwendigen Aminosäuren und Mineralien sind in Gersten- und Weizengrün und in der Alge Spirulina in hoher naturreiner Potenz enthalten. Die organisch nicht tote, chemiegiftfreie Algennahrung mit noch sehr starker energetischer Strahlungskraft (Kirlian-Fotografie) ist in der Anti-Candida- und jeder Heildiät eine große Unterstützung.

Biotin: ein B-Vitamin hat in Japan in der Candida- und MS-Forschung erstaunliche Resultate erbracht. Hohe Dosen von 350 bis 500 mg sind angebracht. Biotin ist im Naturreis, in Sojabohnen, Weizenkeimlingen und konzentriert auch im rohen Eigelb enthalten. Kochen zerstört zu ca. 70 % Biotin, B-Vitamine und Lecithin; wenn das Ei dienlich sein soll, dann vorwiegend das rohe Eigelb, auch 4-Minuten-Eier, jedoch nie rohes Eiweiß.

Vitamin C ist bis zu 3 Gramm täglich mit Bioflavonoiden natürlicher Herkunft bei Pilz- und allen anderen Infektionen ratsam. Zur Krebsbehandlung sollte die Dosis auf 5 g erhöht werden; zur Vorbeugung 100 - 500 mg täglich.

Das Spurenelement Selen in Verbindung mit Vitamin E erhöht den Vitamin- und Sauerstofftransport zu den Zellen und kann gefährliche Schwermetallgifte und schädigende Stoffwechselgifte der Pilze neutralisieren. Bei Candida nur hefefreies Selen wählen von Sanatur R.Hau (Apotheke) oder Spira-Versand.

Zink 50mg, Magnesium und Mangan 250 - 500 mg werden am besten in Orotat-Form gegen akute Mangelerscheinungen empfohlen. Zink und Vitamin C stärken die Widerstandskraft gegen Pilzbefall und Infektionen, besonders im Muskel-Lymphgewebe und Urogenitaltrakt. Alle Pilzarten sind Mineralstoffräuber und dezimieren die Calcium-, Magnesium- und Manganversorgung. Alle drei Mineralien sind in Alfalfasprossen, Löwenzahnblättern und Buchweizen enthalten. Calcium- und magnesiumreich sind Alfalfa, Löwenzahn, Weizen- und Gerstengras, auch als Keimling, alle dunkelgrünen Blattgemüse, Sojabohnenkeimlinge, Sesam, Mandeln, Schafs- und Ziegenrohmilchprodukte. *Bezugsquellen* dieser therapiegetesteten Präparate im Anhang.

Immunsystem stärken!

Zur Stärkung des Immunsystems ist eine hochwertige *pflanzliche Eiweißnahrung* äußerst hilfreich, die ohne Verdauungsarbeit direkt in den Blutstrom aufgenommen werden kann. Hier liefert die chemiegiftfreie Süßwasseralge Spirulina alle essentiellen Aminosäuren, Fettsäuren, Vitamine und Mineralien, also alles, was der hungernde Zellstaat für die Zellregeneration und Erhaltung braucht.

Wenn dieses Algenpulver mit Obst- oder Gemüsesaft langsam eingespeichelt wird, können die Nährstoffe direkt über die Mund- und Magenschleimhäute absorbiert und den Gehirn- und Organzellen als Sofortnahrung zugeführt werden, bevor der gierige Hefepilz im Dünndarm die Nährstoffe wegfressen kann. Gerade für MS-Kranke und Candida-Geschädigte ist dieses "grüne Manna", ursprünglich die Kraft- und Heilnahrung der Azteken, ein unterstützendes Aufbauelixier. Diese Alge hat den Vorzug, auf Grund ihrer nicht vernetzten Molekularstruktur die Gehirnbarriere sofort durchbrechen zu können. *Das Nährwertpotential von Spirulina ist ohne Verdauungsarbeit sofort im Gehirn verfügbar.* Mit ihrem sehr hohen Gehalt an Vitamin-B-Komplex incl. Vitamin B12 ist sie eine der besten pflanzlichen Nerven- und Gehirnnahrungen. Der zu 60 bis 70 % voll verwertbare Eiweißanteil übertrifft alle tierischen und pflanzlichen Eiweißquellen. Die Alge ist eine basische Protein-Vollwertnahrung und wirkt der Übersäuerung und deren Schäden entgegen. Diese potente Heilnahrung ist durch die Quellfähigkeit sehr sättigend und kostet nicht mehr als 1/2 Liter Rohmilch pro Tagesbedarf von 10 Gramm. Durch den einmalig hohen Chlorophyll- und Beta-Carotin-Gehalt hat sie sich unterstützend bei der Krebsheilung bestens bewährt. Weitere Vorzüge von Spirulina finden sich in meinem Buch "Stop der Azidose". Die Heilwirkung und Entgiftung durch Chlorophyll ist unumstritten. *Je mehr der Körper übersäuert ist, desto weniger kann das Blut Sauerstoff aufnehmen.* Der hohe Chlorophyllanteil, das Pflanzengrün, verbessert erheblich die Sauerstoffaufnahme des Blutes.

Sauerstoff kann die entarteten Zellen am Wachstum hemmen, denn es entzieht der Tumorzelle Energie. Die Krebszelle nährt sich wie der Candida anaerob - also ohne Sauerstoff - durch Gärung und totes Gewebe. Sauerstoffanreichernd für Blut und Zellen ist an erster Stelle die Frischluft-Tiefenatmung; daher nicht mit abgestandener Luft schlafen!

Die Tiefenatmung ist eine gewaltige Hilfe zur Stärkung der Immunabwehr und zur Steuerung des pH-Wertes und zwar dadurch, daß durch das vollständige Ausatmen Kohlendioxid aus dem Körper ausgeschieden wird. Kohlendioxidkonzentration im Blut erhöht die Säurewerte in den Körperflüssigkeiten. Ein zu schwaches Atmen führt zu einem erhöhten Kohlendioxidgehalt im Blut, was also immer den Basen-Säure-Haushalt, notwendig für gesunde Organfunktionen, aus dem Gleichgewicht wirft. Dabei reagiert das Zentralnervensystem äußerst sensibel, denn es funktioniert nur optimal bei einem stabilen Basen-Säure-Gleichgewicht. *Ebenso sind alle Drüsenfunktionen pH-Wert-abhängig.*

Es ist erwiesen, daß bei Körperübersäuerung die Wasserstoffionen, die den Sauerstoff binden, überwiegen und schon auf diese Weise die Zellatmung herabsetzen.

Ein intaktes Immunsystem aufbauen und erhalten

Fassen wir zusammen:

1. Der Wille zur Selbstheilung muß dominant sein, sonst können uns kein Arzt oder "Wundermedizin" helfen.

2. Visualisierung (bildhaftes Vorstellen) des gewünschten Idealzustandes durch Autosuggestionstraining (Kassette: Selbstheilungskräfte visualisieren, Fürhoff-Verlag). Nur durch tägliche Wiederholung lebensbejahender Gedanken erreichen die Schwingungen die tiefliegenden Zellstrukturen, worin alte Gedankenmuster verankert liegen, die wir mit Ausdauer und Geduld umprogrammieren können.

3. Atem- und Bewegungsübungen stärken das Immun- und Nervensystem und die Konzentrationskraft.

4. Darmsanierung- und Darmpflege, denn 80 % der Immunabwehrkörper werden im Dünndarm gebildet, siehe hierzu mein Buch Stop der Azidose: Körpersanierung beginnt mit Darmsanierung. Mit Recht wird in der chinesischen Heillehre der Darm als die Wurzel des Lebensbaumes symbolisiert; die Dünndarmzotten geben durch Saugtätigkeit die zerlegten Nahrungssubstanzen als flüssige Nährlösung in die Blutbahn weiter.

5. Immunstimulierende Heilnahrung: am besten frisches Gersten- oder Weizengras, chloropyllreiches Plfanzeneiweiß wie Spriulina-Alge, leicht verdauliche hochwertige Nahrung wie Nüsse, Keimlinge, Sprossen und Gemüse, die keine Eiweißschlacken hinterlassen, also kein tierisches Eiweiß für Allergiker, MS- und Krebskranke!

6. Das Wasser, unser wichtigstes Mittel zum Leben, sollte möglichst chemiegiftfrei sein. Bedenken wir, daß 70 bis 80 % unseres Körpergewichtes aus Flüssigkeit besteht; vermeiden wir daher jede unnötige Schadstoffbelastung durch herkömmliches Leitungswasser. Empfehlenswert sind Haderheckwasser, Volvic oder dampfdestilliertes Wasser.

7. Maßnahmen und Anwendungen, die unser körperliches und geistiges Wohlbefinden steigern: friedvolle natürliche Umgebung, Heilfasten, Luft- und Sonnenbäder, Sauna, Massagen, Heilbäder, Schwimmen, Yoga, Tanz, Malen, Wandern.

Wir können die alternativen Methoden gegen Krebs mit einbeziehen; auch Echinacea und Eigenblutbehandlung haben sich zur Stärkung des Immunsystems bewährt.

Behandlungsmethoden aus der Praxis

Es ist erfahrungsgemäß äußerst wichtig, täglich mit Willens- und Vorstellungskraft Impulse zu den gelähmten Gliedern senden zu können. In der Praxis sieht das so aus: geschulte Atemtherapeuten üben mit den Patienten frühmorgens und vor dem Einschlafen jeweils 10 Minuten Tiefenatmung. Ich selbst konnte mit folgender Methode einschlagende MS-Heilungsfortschritte miterleben: Nach der Tiefenatmung leitete ich den Patienten an, sich bildhaft vorzustellen, wie mit jedem tiefen Einatmen Licht und Wärme in seine nicht mehr fühlbaren Glieder einströmen. Nach weiterer drei Minuten kraftvollem Tiefenatmen übte ich festen Gegendruck auf die Zehen des gelähmten Beines aus und ermunterte den Patienten, bildhaft seine Zehen kraftvoll gegen meine Hand zu drücken. Nach der Anspannungsphase folgten weitere drei Minuten Entspannungsatmung, wobei das Ausatmen gegenüber dem Einatmen dreimal so lang ist. Es ist erwiesen, daß schon nach 20maligem Entspannungsatmen in dieser Weise ein meßbarer Alphazustand im Gehirn ausgelöst wird. In diesem Alphazustand verstärkte ich das bildhafte Vorstellen der Muskel- und Gliederbewegungen durch die Willenskraft. Nach ca. zwei Monaten täglichem Wiederholen der Gehirnimpuls-Übermittlungstherapie stellten sich erste Bewegungssignale ein.

Nach weiteren zwei Monaten waren die gelähmten Beine so weit beweglich, daß die 60jährige Patientin in einem Laufstall Stehaufübungen ausführen konnte, was anfangs oft zu Spasmen führte. Hier wirkten erhöhte Dosen von Magnesium und Vitamin B3 krampflösend und durchblutungsfördernd. Auch ließ ich die Patientin täglich im 30 °C erwärmten Whirl-Pool mit Hilfestellung eines Therapeuten einfache Bewegungsübungen gedanklich nachvollziehen. *Die Warmwasser-Therapie lockerte erstaunlich die verkrampften Muskeln,* förderte die Durchblutung und Beweglichkeit aller Glieder und bewirkte auch eine geistige Entkrampfung. Eine verbesserte Durchblutung des gesamten Körpers wurde als wohltuend empfunden. Im Zustand der Schwerelosigkeit wurde das tiefe Atmen in Bauch und Brust viel leichter, ja sogar als beglückend empfunden. Diese Therapie wurde nun unterstützt mit Hilfe von Darmbädern, denn *je schneller der Darm von Schlacken und Fäulnismasse befreit ist, desto schneller kann der Kranke genesen.* Es ist erwiesen, daß Darmgifte nicht nur die Azidoseschäden verstärken, sondern sie tangieren ganz massiv auch den Gemütszustand. Gerade bei Bewegungsbehinderten muß darauf geachtet werden, daß alle 24 Stunden eine ausreichende Darmentleerung stattfindet. Alles andere ist nicht normal und wirkt als Selbstvergiftung.

Aus dem üblicherweise eiweißreichen Abendessen mit Wurst, Fleisch, Fisch und Eiern entstehen die hoch toxischen Fäulnisstoffe Putreszin, Cadaverin (Leichengift) und Harnsäure. *Alle Darmgifte, einhergehend mit Gärungssäuren, führen auch zu einer Stoffwechselvergiftung in den Gehirnzellen.* Zusammenhänge zwischen Darmträgheit und Leistungsstörungen des Gehirns sind eine Tatsache, ebenso die Auswirkungen auf das Nachlassen des Vorstellungsvermögens; Depressionen und Gereiztheit sind die üblichen Folgeerscheinungen. Es wurde in MS-Kliniken in den USA beobachtet, daß nach mehrmaligen Darmreinigungsbädern (Colon-Hydro-Therapie) ganz wesentliche Verbesserungen der genannten Symptome eintraten. Ebenso haben sich auch die gefürchteten, oft schmerzhaften Verkrampfungszustände (Spasmen) beträchtlich reduziert. Während der Entgiftungsphase sind die Heilungsschmerzen und Krisen meistens unvermeidbar.

Aus dem Lähmungsstadium gelangt der Körper in ein Erregungsstadium, in dem akute Zustände auftreten können, wie Gicht, Gelenkschmerzen, Anschwellen der Gelenke, Weichteilrheumatismus, Schmerzen in Blase, Leber, Nieren und Galle. Es reagieren die toxischen Körperzonen und die Organe, die nicht gesund sind. Gerade dann sollten sich Patient und Therapeut nicht entmutigen lassen und durchhalten, d.h. die konsequente Körperentsäuerung beibehalten (siehe MS-Diät im Anhang) und für tägliche Darmreinigung sorgen!

Auch die Verbesserung des Gemütszustandes und des gesamten Krankheitsbildes nach gründlicher Darmreinigung war offensichtlich. Um eine Heilung von innen heraus zu ermöglichen, ist es auch notwendig, daß das Haus der Seele von Abfall jeder Art gereinigt werden muß, der die Kanäle für Energiegewinnung verstopft. *Auch negatives Gedankengut blockiert die Selbstheilenergien!* Erfahrungsgemäß sind Gruppen- und Einzelgespräche mit geschulten Therapeuten eine große Hilfe, um jahrelanges Fehlverhalten aufdecken zu können. *Seelische Belastungen, innere Kriegs- und Spannungszustände müssen an der Wurzel erkannt und aufgelöst werden. Kein Arzt und keine Medizin kann heilbringend wirken, wenn der Patient nicht durch aktive Mithilfe von ganzem Herzen gesund werden will.*

Loslassen können und Vergeben von Fehlern und Fehlverhalten ist unbedingt notwendig, um eine Heilung von innen heraus zuzulassen. **Keine Heilung durch Mittel von außen ist von Dauer!** Negatives Gedankengut manifestiert sich immer wieder als gestörte Funktionsabläufe bis hin zur Zellerkrankung (psychosomatische Auswirkungen). So können Starrsinn und Verbohrtheit zu Verkrampfung der Gehirn- und Herzmuskulatur führen. Ebenso wurde beobachtet, daß die inneren Verkrampfungszustände bei MS-Kranken die Spasmenhäufigkeit vermehrten.

Im Kampf gegen Krebs habe ich am eigenen Leib erfahren, wie destruktiv sich Angstgedanken auf das Zellgeschehen auswirken. Nach einem Jahr Heilfasten war klinisch keine Krebszelle mehr nachweisbar, jedoch bei emotionellen Streßsituationen verspürte ich immer wieder den zuvor mich jahrelang begleitenden dumpfen Schmerz im Unterbauch. Das bewußt tiefe Hineinatmen in den Schmerzbereich, verbunden mit der Vorstellung: "jede Zelle wird mit Licht und Liebe durchflutet", brachte mich sofort wieder in einen schmerzfreien Zustand zurück.

Während meiner einjährigen Heilfastenzeit in Hawaii habe ich mich nach Anraten von Dr. Koesel grundsätzlich nur von Natursubstanzen ernährt. Täglich Saft von ca. 1 kg grünen Papayas (Fruchtfleisch, Kerne und bittere Schale). Der bittere Extrakt wurde jeweils mit Wasser auf 1/2 Liter verdünnt und muß frisch gepreßt sofort schluckweise langsam getrunken werden. Die krebshemmende- und krebszellenauflösende Wirkung der weißen Milch unter der Fruchtschale (Papain-Latex) und das Anti-Krebs-Vitamin B17 (Laetril), enthalten in den dunklen Kernen (auch in Aprikosenkernen), haben meine Krebsheilung auf der körperlichen Ebene eingeleitet, unterstützt mit täglich 100 g Weizengras auskauen und 3 Liter stillem Wasser trinken (siehe nützliche Aufklärung: Papaya). Meistens hatte ich das noch zuckerfreie Wasser von grünen Kokosnüssen zur Verfügung, was das beste natürlich gefilterte Wasser für mich war, da ich ohne Elektrizität lebte.

Nach einem halben Jahr striktem Fasten mit Flüssignahrung begann ich für Ballast und Faserstoffe das Fruchtfleisch der Papaya wie Karotten zu reiben und als "Papayakraut" zu essen. Den bitteren Geschmack milderte ich mit Zitronensaft, Prise Meersalz und 2 EL Olivenöl ab. Von diesem Zeitpunkt an stellte sich die tägliche Darmentleerung ohne Einlauf oder 1/2 l Meerwasser trinken von selbst ein.

Zum Aufbau meines total geschwächten Körpers (Muskelschwund) verhalf mir nun die Zugabe von täglich 50 Gramm Spirulina-Pulver mit Kokosnußwasser. Auf diese Weise habe ich mich nach 6 Monaten Entschlackungsphase, in der ich nach der ersten Woche nie Hungergefühle verspürt habe, in den nachfolgenden 6 Monaten Aufbauphase von Tag zu Tag besser und stärker gefühlt und erreichte nach einem Jahr den von mir täglich visualisierten Idealzustand - beste Verfassung und Gesundheit -, an dem ich mich bis heute erfreuen kann.

Mein Frühstück besteht seit meiner Heilfastenzeit aus 20 g Spirulina, 2 Selentabletten (Sanatur), Gemüsesaft oder warmer Brühe, wenn verfügbar vorzugsweise Ziegen- oder Schafsmilch; Obst nur nach Jahreszeiten, meistens 2 Stunden vor dem Mittagessen. Meine Hauptmahlzeit mittags variiert nach meinen köstlichen Rezepten im Azidosebuch. Das Abendessen besteht meistens aus 1/2 l mundwarmem Gemüsesaft oder -brühe, Ziegenmilch auch gesäuert, frischer Ziegenmilchmolke oder Schafsjoghurt mit 10 bis 20 Gramm Spirulinapulver, als Ballaststoffe rühre ich oft auch grobe Weizenkleie und Weizenkeimlinge dazu, als Fett- und Lecithinzugabe ein rohes Eigelb oder 1/2 Avocado. Danach fühle ich mich für Stunden geistig und körperlich wieder fit.

Calciummangel und Folgen

Die Knochen sind das große Calciumreservoir des Körpers. Je mehr Körperübersäuerung - je mehr Calcium muß dem Zellstaat zur Verfügung stehen, d. h. von außen zugeführt werden, ansonsten kommt es schon beim jungen und gesunden Menschen zum Knochenschwund (Osteoporose). Die Resorption von Calcium erfolgt im Magen und Zwölffingerdarm und wird durch Gärungsprozesse erheblich gemindert.

Da die Säure-Neutralisation des Bindegewebes wegen der Fehlernährung ständig nachhinkt, setzen rheumatische Prozesse ein, die zusätzlich tiefe pH-Werte bewirken. Das ist der Augenblick, wo der Körper das Calcium in den Knochen (Osteoporose) und Magnesium in Knorpeln (Chondrose) abbaut. Sind die basischen Reserven fast erschöpft, dann entwickeln sich Polyarthritiden analog zum Eiweiß-Einbautempo (Haefeli, raum&zeit 29/87).

Je fortgeschrittener der Calciummangel ist, um so mehr wird der Knochen porös bis brüchig. Die Stoffwechselabläufe zur Bildung neuer Blutkörperchen im Knochenmark werden vom Knochenzustand mit beeinflußt. Gerade der MS-Kranke braucht mehr Calciumnahrung, wichtig für Gehirnfunktion und Knochen, denn *das Heranreifen der roten Blutkörperchen geschieht im Knochenmark.* Ist das Knochenmark erkrankt, können auch nicht ausreichend neue Blutkörperchen gebildet werden, die als Sauerstoffträger im Zellstaat fungieren.

Die Azidose im fortgeschrittenen Zustand greift mit zersetzenden Säuren nicht nur die Nervenenden an, sie nagt auch an den Knochen (Calciumräuber) bis hin zum Mark. Hierdurch können Funktionsstörungen entstehen, deren Auswirkungen auf Blutbildung, Zentralnervensystem, Immunsystem und Gehirnzellen zerstörend wirken. Gerade der MS-Kranke braucht Calciumnahrung nicht nur für die Knochen, auch für die Gehirnfunktion. Siehe hierzu die Testmöglichkeit mittels Haaranalyse unter Nützliche Aufklärung.

Der Münchner Toxikologe Max Daunderer beobachtete, daß sich hinter Knochenschwund (Osteoporose) häufig auch eine Cadmiumvergiftung verbergen kann. Das Schwermetall Cadmium kann durch Kupferrohre, PVC-Küchengeräte und Keramikgeschirr in den Körper gelangen; dort löst es den Knochenbaustoff Calcium aus dem Skelett; lagert sich auch in den Gehirnzellen ein und beeinträchtigt die Zellfunktion.

Es ist das Calcium aus den grünen Pflanzensäften, mit viel Eisen- und Chlorophyllgehalt, das für Knochenaufbau und Blutregeneration unentbehrlich ist. Calcium- und Magnesiumzugaben sollten nur in organisch gebundener Form dem Körper zugeführt werden; die meisten Calcium- und Magnesiumkombinationspräparate haben nach der Orthomolekular-Medizin nicht die natürlich ausgewogenen Anteile und wirken daher antagonistisch. Magnesium- und calciumreiche Nahrung aus naturbelassenen Quellen ist ebenso wichtig für Muskel- und Nervenstärkung (siehe Anhang MS-Diät). Nur die Natur liefert uns die Mineralstoffe im ausgewogenen Verhältnis für optimale Auswertung. Bei Östrogen- und Vitamin-D-Mangel ist die Calciumaufnahme ebenso gefährdet.

Ganzheitlich behandeln

Zusammengefaßt können wir erkennen, daß es einer *Ganzheitstherapie* bedarf, um jede chronische Krankheit auf allen Ebenen anzugehen. Dazu gehört das 3-Phasen-Programm: Darmreinigung, Entschlacken und Entgiften durch Heilfasten mit der Unterstützung durch grüne Pflanzensäfte. Das Weizen- oder Gerstengras ist eine der wertvollsten entsäuernden und entgiftenden Basenflüssigkeiten, die uns die Natur liefert. In vielen fortschrittlichen Kliniken und Gesundheitsfarmen lernt der Patient selbst, die sinnvolle Heilnahrung im Zimmer zu züchten. Dies ist eine heilbringende Beschäftigungstherapie und bedarf nur wenig Mühe und Zeit für Anleitung und Ausführung.

Die Utensilien dazu (Gläser, Blumenuntersetzer und Wasser) sind nicht kostspielig und selbst bei Personalmangel bedarf es bei Bewegungsbehinderten nur der geringen Mithilfe einer liebevollen Assistenz. Bedenken wir: *100 Gramm Gersten- oder Weizengras entsprechen dem Nährwert von 2 kg bestem biologischem Gemüse.* Das Gras enthält alle lebensnotwendigen Aminosäuren, Vitamine, Mineralien und Spurenelemente. Eine Ration von 50 g Gras pro Tag zu produzieren ist nicht mehr Arbeit als Zimmerpflanzen zu hegen und weitaus sinnvoller. Die Möglichkeiten der Aufzucht von Getreidegras sind im Azidose-Buch beschrieben. Der Grassaft wird während dem ausreichenden Kauen sofort durch die Mundschleimhäute in das Blut geleitet und versorgt den Zellstaat mit lebendiger Frischzellnahrung - reinstem Chlorophyll für Blutbildung und Blutreinigung; das bedeutet erhöhte Sauerstoffversorgung und damit eine Aktivierung des Zellstoffwechsels und der Abwehrkräfte. *Chlorophyll wirkt entzündungshemmend in allen Körperbereichen* und ist eine wirksame natürliche Hilfe bei Nervenentzündungen. Der Grassaft wirkt bei Allergien und Stoffwechselschäden, regt die körpereigene Enzymproduktion für Nahrungsauswertung und Verdauung an, aktiviert und nährt alle Drüsen, besonders die Hirnanhangdrüse, die auf das Zentralnervensystem direkt einwirkt. Der Grassaft wirkt antibakteriell und enthält krebshemmende Enzyme, regeneriert die Darmflora, kräftigt die Darmmuskulatur (rektale Implantate), stärkt Herz, Muskeln und Kreislauf. Noch eine Vielzahl von heilsamen Eigenschaften dieser grünen Wundermedizin finden sich im schon erwähnten Buch von Dr. Ann Wigmore und im Azidose-Buch.

Das Enzym SOD, enthalten in Gerstengras, aktiviert die Nervenimpulsübermittler (Neurotransmitter). Das Enzym Super-Oxidide-Dismutase ist nur in diesem Gras zu finden und wird in den USA seit Jahren schonend pulverisiert und als erfolgreiche Heilsubstanz gegen Gehirntumorwachstum mit eingesetzt. Das Weizengras mit seinem Zuckeranteil ist bei der Candida-Diät nicht angebracht und wird durch das leicht bitter schmeckende Gerstengras ersetzt. Nur das frische lebende Gras, das wir auskauen, bis die Fasern geschmacklos sind, liefert in höchster Konzentration die heilende grüne Frischzellnahrung. Die Fasern werden nicht geschluckt!

Eine wichtige Mithilfe für die Gehirndurchblutung und Aktivierung der körpereigenen Enzyme ist das ausreichende Kauen,

46

das jeder Gesunde wie Genesende mit dem Graskauen wieder erlernt. Jeder Bissen sollte 20 bis 30 mal durchgekaut werden, denn nur durch die Kaubewegungen wird in der Mundhöhle das Enzym Ptyalin gebildet, ohne das alle stärkemehlhaltigen Kohlehydrate nicht ausreichend verdaut werden können. Das gilt auch für alle Brei- und Mußspeisen. Ebenfalls ist das Sättigungsgefühl vom Kaureflex zum Gehirn abhängig. Die Impulse regen nicht nur die Gehirnfunktion an, auch alle anderen Kopforgane werden besser durchblutet. Kauen und Sprechen zur gleichen Zeit ist natürlich Energie- und Sauerstoffverlust. Der Atemrhythmus verflacht, stockt und tangiert die Verdauungsdrüsenfunktion. Die übliche Eß- und Schlingkultur raubt uns das bewußte Erleben, jeden Bissen einer Speise genießen zu können. Nur die frische, lebendige Nahrung befriedigt unser Genußbedürfnis nach Geschmacksvielfalt, die sich erst nach 10mal Kauen im Mund entwickeln kann. Privatkliniken in den USA berichten, daß, nachdem die Patienten zum richtigen genüßlichen Kauen von Frischkost angeleitet wurden, nur noch die Hälfte an Nahrung verkonsumiert wurde und sich die Patienten weitaus gesättigter und wohler fühlten.

Gesundheitsstärkende neue Gewohnheiten

Eine gemütliche harmonische Mahlzeiteinnahme sollte angestrebt und die hektischen Eß- und Schlinggewohnheiten abgebaut werden; ebenso die Gewohnheit eines reichhaltigen Abendessens. *Überessen und spätes Abendessen führen zu Gärungssäuren.* Alle Getreidemahlzeiten, auch Brote mit Wurst oder Milcheiweiß gegessen, sind abends verstärkte Säurebildner und Heilenergieräuber. Nach den biorhythmischen Gesetzen ist die Zeit vor Mitternacht für das Ausruhen der Verdauungsorgane und für die Kräftesammlung gedacht; die frühen Morgenstunden für Reinigungs- und Reparaturarbeiten im Körperzellstaat. Die Zeit für Kräftesammlung ist notwendig für die Selbstheilung und Zellregeneration und sollte nicht durch unnötige Verdauungsarbeit gemindert werden. So bedeuten Wurst oder Käse am Abend vier Stunden Verdauungsarbeit und ca. 70 % Energieentzug der

Körperkräfte. Auch Getreidebreie und Brot am Abend sind für die Leber eine Belastung, denn diese KHY-Nahrung wird im Laufe der Nacht nur langsam abgebaut und die Umwandlung des Zuckers in Form von Glykogenspeicherung ist eine Arbeitsbelastung für die Leber. Bereits durch die Tagesspeisen ist die Leber meistens mit Glykogen gesättigt. Da ihr Speichervermögen begrenzt ist, kann sie keinen Zucker aus dem Speisebrei am Abend mehr aufnehmen. Dieser bleibt dann im Dünndarm liegen und bringt über Nacht den Darminhalt zum Gären.

- Das schwerverdauliche und säuernde Eiweiß am späten Abend - Käse, Quark, Fisch, Fleisch und Wurst - kann nachts nicht mehr ausgewertet werden.

Es verbleiben Abfallstoffe, die den Stoffwechsel behindern; Harnsäuren entstehen, die die Niere ausscheiden muß. Hierbei wird sie bei der eigentlichen Hauptarbeit, nachts das Blut zu reinigen und zu filtern, behindert. Eine gewaltige Arbeit, wenn man bedenkt, daß 1400 Liter Blut innerhalb 24 Stunden (1 l pro Minute) durch die Niere gefiltert werden müssen. Werden die Nieren überlastet, verbleiben die harnsauren Salze als Ablagerungen zurück. Die Auswirkungen sind Gicht, Rheuma, Arthritis, Durchblutungs- und Stoffwechselstörungen. Gesunde wie auch Kranke sollten das zu üppige und späte Abendessen meiden, damit sie nicht morgens mit dem Gefühl der Zerschlagenheit und steifen Gliedern erwachen. Unterstützen wir den Lebensrhythmus unseres Zellstaates und geben ihm abends nur noch leicht verdauliche Nahrung: ab 18 Uhr am besten in Flüssigform, wie z.B. Gemüse- oder Miso-Suppe, ideal ergänzt mit der Zugabe von Spirulina als Protein-Vollwertnahrung oder 2 - 3 EL Edelhefeflocken (Hefe bei Candidabefall meiden). Ideal ist am Abend auch die warme Schafs- oder Ziegenmilch, eine Vollwertnahrung für sich allein, bekömmlich auch in Form von Joghurt. Durch den reichhaltigen Anteil an der Aminosäure Tryptophan wirkt die Milch beruhigend auf das Nerven- und Gehirnzentrum; wenn wir abends noch geistig arbeiten wollen, aktiviert die Zugabe von 1 EL Lecithingranulat mit 1 EL Spirulina für Stunden die Gehirntätigkeit.

Der MS- wie auch der Krebs-Kranke sollte auf alle Fleisch-produkte aus Masttierzucht als Eiweißlieferant verzichten (hormon- und antibiotikaverseucht), denn diese bedeuten mehr Energieraub und Schlackstoffe statt Kräftegewinnung. Zu meiden sind unbedingt alle Räucherwaren, Gepökeltes und Gebratenes, da diese Speisen die krebsfördernden Nitrosamine im Körper zur Entfaltung bringen.

Der mit Harnsäuren belastete Mensch sollte keine Fruchtsäuren, erhitzte Milchprodukte, Essigsäuren und Oxalsäurenahrung (gekochter Spinat, Tomaten, Rhabarber, Rosenkohl) verzehren, bis sich die Säuren-Depots durch basische Ernährung abgebaut haben. Alle Fleischsuppen sind die reinsten Purinbrühen (harnsäurebildend). Durch eine *Urin- und Stoffwechsel-Untersuchung erhalten* wir Aufschluß über den Grad der Organschäden durch Harnsäuren und Gärungsgifte. Dies ermöglicht dann eine gezielte Entgiftungs- und Aufbaudiät. Zur basischen Ernährungsweise gehört unbedingt das Einhalten der Trennkost. Welche Lebensmittel basisch oder säuernd wirken, sind in dem Buch "Stop der Azidose" in einer Tabelle aufgelistet, ebenso die wichtigsten Trennkostregeln zur Vermeidung von gärungsfreudigen Speisemixturen.

Therapeutisch wichtige Hinweise

Alle Naturheilstoffe und Kräfte können nur ihre potentielle Heilwirkung entwickeln, wenn der Mensch es lernt, sich schrittweise aus seinem sauren Körpermilieu zu befreien: die Säurebildner im körperlichen wie auch geistigen Bereich abzubauen und zu umgehen. Wir sollten giftelnde Menschen, Miesmacher und Nörgler meiden, denn sie zerstören unser Selbstwertgefühl und schwächen unsere Selbstheilungskräfte. Das gewohnte "Sauermachende" muß mit der Freude am Neuen, Heilbringenden ersetzt werden! Bei den meisten Behandlungsmethoden steht Freude und Lachen nicht auf dem Tagesprogramm; *daß Lachen gesund ist, wird nun endlich als Heilaspekt ernstgenommen.* In fortschrittlichen US-Kliniken hat sich die Lach-Therapie bestens bewährt; kreative Vorträge von Therapeuten und humorvolle Filme aktivieren die Patienten zum Mitmachen und Mitlachen. Die durch Lachen verursachte Schwingung bewirkt innerlich eine lösende Vibrationsmassage, welche Streß und Beklemmungszustände abbaut. In USA wurde erforscht, daß durch die Lachvibrationen körpereigene schmerztötende Substanzen (Endorphine) freigesetzt werden. Die Lachmuskeln im Gesicht wirken über Nervenimpulse auf das Lustempfindungszentrum im Gehirn ein, wodurch ein unbewußtes Wohlgefühl ausgelöst wird. Ist der Mensch durch Lachen in einem gelösten Gemütszustand, so kann er sein verkümmertes Freudempfinden leichter wiedergewinnen.

Der Kranke sollte sich als Baumeister eines neuen Körpertempels sehen können und diese sinnvolle Aufgabe mit Freude und Willenskraft anpacken. Leider setzen wir Hände und Willen erst dann in Aktion, wenn wir uns in einer "Körper-Ruine" vorfinden. In diesem Zustand die Freude und den Glauben an Wiederaufbau zu gewinnen, ist für psychisch geschwächte Menschen nicht leicht. Hier sollte nicht nur die Hilfe von außen erhofft werden, *sondern vielmehr die Krankheit als Möglichkeit der Bewußtwerdung gesehen werden.* Dieses Sich-bewußt-werden aktiviert die im Inneren verborgenen Selbstheilungskräfte. Mit Geduld, Liebe und aus der Stille wächst das Vertrauen zu den eigenen Selbstheilungskräften, mit denen wohlweislich jeder Mensch wie auch die Tiere ausgestattet sind.

Auswirkung von Elektrosmog und Erdstrahlen: Dr. Schulte-Uebbing bewies, daß die Belastung durch Mikrowellen stark säuernd auf den Menschen wie auf die Natur einwirkt. Die Auswirkung von Elektrostreß auf den Menschen, parallel die Ursache vom Absterben der Feinwurzeln der Bäume, lassen berechtigte Rückschlüsse auf das Verkümmern von Nervenfasern zu. Dr. Paul Schweizer erklärt: Erdstrahlen überlagern die Lebensenergie im menschlichen Energiekörper und stören den Informationsfluß zu den Drüsen, Organen und Zellen. Medizinisch nicht erklärbare Funktionsstörungen, ja sogar Krebs, können dadurch entstehen. An den Schlafstätten der Krebspatienten kreuzten sich mehrere, jedoch mindestens zwei Schwerpunktzonen von Wasseradern. Das Hauptstörungsfeld lag in allen Fällen auf dem Körperbereich, in welchem der Tumor aufgetreten ist. Es ist erwiesen, daß Kirchen immer auf Bauplätzen errichtet wurden, welche die optimalsten Erdschwingungen aufwiesen; warum werden Kliniken und Häuser nicht nach diesen Gesichtspunkten gebaut? (Handbuch Geo- und Baubiologie, Dr. Schulte-Uebbing-Verlag, Stuntzstr. 59, 8 München 80).

Bei allen chronisch Erkrankten sollte wenigstens der gesundheitsschädliche Elektrosmog weitmöglichst reduziert werden; während dem Schlaf Fernseh-, Rundfunk- und elektrische Geräte ausstecken oder Sicherung ausschalten; mikrowellenerhitzte Speisen meiden, denn bei diesen werden alle Enzyme völlig zerstört. Zweifelsfrei nachgewiesen wurde von dem umweltbiologischen Institut Lausanne, daß die Aufnahme von Nahrung, die in Mikrowellenöfen zubereitet wurde, Veränderungen im Blut bewirkt, wie sie bei der Auslösung eines Krebsprozesses vorliegen! Gerade die enzymreiche lebendige Nahrung braucht der Kranke, da diese wie die "Zündkerzen" den Stoffwechselprozeß anfeuern. Ein nicht gesunder Darm und Stoffwechsel bestimmt das innere Milieu, das den Boden abgibt, auf dem sich Krankheiten entwickeln und gedeihen (siehe hierzu mein Buch "Stop der Azidose", DM 26.50 plus DM 2.50 Versand Akasha-Buchhandlung, Buttermelcherstr. 3, 8000 München 5 und Fürhoff-Verlag, Postfach 3107, D-W 8130 Starnberg 3).

Bewährte Heil- und Nährstoffe

Wegweisende MS- und Krebsexperten aus den USA sind sich einig: im Kampf gegen MS und zur Stärkung des Immunsystems wirken folgende Heil- und Nährsubstanzen unterstützend bei täglicher Einnahme:

Vitamin A bis 70.000 IE täglich, vermindert die Krebsanfälligkeit und wirkt immunsystemstärkend. In Spirulina-Algen ist die Vorstufe Beta-Carotin konzentriert in natürlicher Form enthalten.

Vitamin C 5000 mg und höher werden in der akuten Krebsphase eingesetzt, bei MS ca. 1000 mg. Vit. C wirkt Infekten entgegen, verringert die Bildung der krebserregenden Nitrosamine im Magen. Vorzugsweise mit Calcium gepuffert (Apotheke);

möglichst natürliche Quellen: 50 g Alfalfasprossen liefern ca. 1000 mg Vitamin C. Acerola-Kirsche, Hagebutten- und Orangenschalenextrakt, erhältlich in 500 mg Tabl. (Reformhaus oder Nutri-Medics Institut, siehe Bezugsquellen).

Vitamin-B-Komplex, am besten mit Zugabe von 100 g Weizen- oder Gerstengras oder 30 g Spirulina, gegebenenfalls 3 - 4 EL Edelhefe (wenn kein Candidabefall vorliegt).

Vitamin B3 (Niacin), nach ärztlicher Verordnung bis 300 mg, kräftigt Bindegewebe und verbessert die Gehirndurchblutung. Wichtig bei MS: **Vit. B6** auf 150 mg und **Vit. B12** auf 100 mg, **Vit. B5** (Pantothensäure) und **Inosistol** bis 500 mg erhöhen.

Vitamin E stabilisiert alle Zellmembranen mit entzündungshemmender Eigenschaft; wirkt verstärkt mit Vitamin C und A (Beta-Carotin) als "freier-Radikal-Fänger". *Die Entstehung der bösartigen freien Radikale,* welche intakte Zellen mitunter tödlich verletzen, ist sehr kompliziert; geschieht jedoch im Körper in Bruchteilen von Millisekunden durch Oxidationsprozesse. Den Radikalezuwachs steigern ranzige Fette, erhitzte Öle, Zigarettenrauch, Strahlung, auch bestrahlte Lebensmittel, Medikamente, Smog, UV-Licht, Entzündungen oder Streßzustände.

Bei Brustkrebs ist Vitamin-E-Zugabe wegen der anregenden Wirkung auf die Brustdrüsen nicht ratsam. Vitamin E ist vor allem im Weizengras, Weizenkeimling und -öl, Leinsamen, Mandeln, Sesam, und Eigelb enthalten. Alternative: Vit. E Spondyvit 400 I.E. aus Apotheken.

Glucosaminoglykanen, enthalten in Demes-Schalentierextrakt, ist notwendig, um den frühen Verschleiß und die Degeneration im Bindegewebe zu vermeiden; Defizite an dieser für den Bindegewebsstoffwechsel wichtigen Substanz müssen ausgeglichen werden. Besonders bei MS-Patienten besteht ein Mangel, da diese Krankheit den Bindegewebsbereich betrifft (Prof. Frazer, Dr. Hoffmann).

Vitamin F - ungesättigte Fettsäuren: Die Myelinmembranen unterscheiden sich von den anderen körpereigenen durch Lipidereichtum und den Anteil hochungesättigter Fettsäuren; diese sind reichhaltig im Boretsch- und Nachtkerzenöl zu finden, jedoch nicht ratsam bei MS-Patienten und Rheumaleidenden. *Das Krankheitsbild wird durch Fettsäuren mit einem hohen Linolsäureanteil verschlechtert, ist diese Linolsäure doch der obligatorische Vorläufer der Arachidonsäure, die im Entzündungsstadium durch enzymatische Umwandlung in den Membranen aggressive Entzündungsmediatoren (Prostaglandin E und Leukotriene B,C,D) bildet.* Diese Mediatoren verstärken rasch den Entzündungsherd mit schädigender Auswirkung auf das Zentralnervensystem. Auch Speiseöle mit hohem Linolsäuregehalt: Distel-, Sonnenblumen- und Leinöl sind zu meiden. *Im Entzündungsfalle muß die Gammalinolensäure (Omega-6-Fettsäure) durch die Omega-3-Fettsäure ersetzt werden,* denn diese hemmt aggressive Entzündungsmediatoren (Frazer-Hoffmann: Schach der MS, München 1990).

Die Verwendung von Omega-3-Fettsäure, ein Fischölprodukt, sollte nur mit Vitamin E zusammen erfolgen und ist nur so gut, wie sein Vitamin-E-Schutz, um Oxidation zu vermeiden (ein bewährtes Kombinationspräparat mit Vitamin E ist Emepa 70 von Sun-Vertrieb, Tel. 06352-8621).

Kalium: essentiell für Nervenfunktion und Muskelbildung. Langjähriger Mangel führt zu Nerven- und Muskelschwäche. Verstopfung und Hypoglykämie (Blutzuckerabbau). Kaliumreiche Quellen: alle Sprossen und Keimlinge, Molke, milchsaures Gemüse und Säfte, Mandeln, Leinsaat- und Sesampulver, Orangen, besonders dunkelgrünes Blattgemüse, Rote Bete, Sonnenblumensprossen, Kartoffeln mit Schalen und reife Bananen.

Lecithin, eine wichtige Gehirn- und Nervennahrung, enthält auch Cholin, das im Fettstoffwechsel als Leberschutz wirksam ist! 2 - 3mal tägl. 1 EL Soja-Lecithin-Granulat (Lecibon von Vitacron, 8037 Olching garantiert chemiegiftfreie Qualität).

Magnesium: wichtig für Muskel-, Knochen- und Lecithinbildung, bis 1200 mg täglich nach ärztlicher Rücksprache; 100 g Weizenkeimlinge liefern ca. 300 mg Magnesium und viel Mangan; Restbedarf ergänzen mit organischem Magnesiumpräparat oder Magnesiumquellen: Alfalfasprossen, Sellerie, Bete und deren Blätter, Grünkohl, Löwenzahnblätter, Feigen, Beerenobst, Mandeln, Hirse, Kichererbsen, Weizenkleie, Sesam, brauner Reis und Sojabohnen.

Mangan: 6 - 10 mg tägl., assistiert für die koordinative Funktion zwischen Gehirn, Nerven und Muskeln und aktiviert auch die Brustdrüsenfunktion. Die Kombination Mangan und Cholin begünstigt die Auswertung von KHY, Proteinen und Fetten. Diese Verbindung finden wir vor allem im angekeimten Buchweizen, Erbsen, Mungobohnen und im Weizenkeimling. Löwenzahnblätter enthalten außerordentlich viel Magnesium und Mangan, Eisen, Calcium und Vitamin A. Nur der frisch gepreßte Saft wird für MS-Behandlung empfohlen. Täglich 3mal 1/8 l Löwenzahnsaft mit Gurken- oder Karottensaft auf 1/4 l verdünnt ist eine gute Alternative anstelle von Weizengrassaft. Weitere gute Manganquellen sind Bete und deren Blätter, Spinat, Aprikosen, Linsensprossen, Grapefruit, Orangen, Mandeln, Sesamen, rohes Eigelb, Weizenkeime und Kleie.

Selen wirkt der Schwermetallvergiftung und den "freien Radikalen" entgegen, unterstützt die Ausleitung des gefährlichen Nervengiftes Quecksilber (Amalgam enthält 53 % Quecksilber); Amalgamausleitung ist bei MS und Krebs unbedingt nötig! Ratsam sind 200 mg Tagesdosis (hefefreies Selen aus Spirulina-Extrakt von Sanatur). Selen nicht mit Vitamin C mischen, wegen antagonistischer Wirkung!

La-Pacho-Tee 1 1/2 Liter pro Tag; 25 g täglich bei Krebs. Dieser Tee aus der Rinde des Lapacho-Baumes mit sehr immunstärkender Wirkung wird als Heiltee in südamerikanischen Kliniken erfolgreich in der Krebstherapie eingesetzt.

Spirulina-Alge wirkt krebshemmend durch den hohen Beta-Carotin-Anteil, blut- und zellregenerierend durch den einzigartigen Chlorphyll- und Pflanzeneiweißanteil. Spirulina ist praktisch jodfrei, da die Alge in subtropischen Binnengewässern wächst. Bezugsquellen Spirulina und La-Pacho-Tee (100 % naturrein und pestizidefrei) im Anhang.

Zink: extra Zugaben bis 150 mg. Dieses Mineral ist essentiell für jede Zellerneuerung. Es ist am besten assimilierbar aus angekeimtem Weizen, Kürbiskernen (nur Sonderzucht), Mandeln, Bohnen und Sprossen, ferner aus Ziegen- oder Schafsrohmilch, rohem Eigelb, Zwiebeln, Grünkohl, Löwenzahn und rohem Spinat. Zinkhaltige Nahrung ist *auch ein reichhaltiger Calcium- und*

Magnesiumlieferant. Zum Vergleich: 50 g Weizen- oder Gerstengras enthält soviel Calcium wie 1/2 Liter Rohmilch; diesen Calciumgehalt finden wir auch in 40 g frisch gemahlenem Sesampulver.

Ganzheitsmethode - Tagesplan für Krebs- und Ms-Kranke

1. **Nach dem Erwachen**

   Die Entgiftungsorgane Leber und Nieren sollten mit kräftig entsäuernden Flüssigkeiten (basenbildend) durchgespült werden. Zur Auswahl:

   a) 50 g Gersten- oder Weizengras auskauen, dazwischen 1/4 bis 1/2 l stilles Quellwasser schluckweise trinken. - Gemüsesaftmischung: 3/5 Rote Bete, 1/5 Karotten, 1/5 Sellerieknolle, 1 kleine Kartoffel und ein kleines Stück Meerrettich 50 zu 50 mit Wasser verdünnt.

   b) Toxine- und Schlackenausschwemmung verstärken mit 1/2 l La-Pacho-Tee, mit der Zugabe von 1000 mg Vitamin C. Oder: Storchenschnabelkrauttee (Geranium robertianum) wirkt krebszellenausscheidend, besonders nach Chemotherapie.

   c) Bei Darmträgheit wird nüchtern 330 ml mundwarmes Wasser mit 2 TL Bittersalz empfohlen. Eine halbe Stunde später mit 1 l Zitronenwasser (frisch gepreßt) oder 1/2 l La-Pacho-Tee folgen.

2. 15 Minuten Tiefenatmungs- und Bewegungsübungen, anschließend 15 Minuten Visualisierungsübungen (gegebenenfalls nach Kassetten); kalt - warme Wechselduschen.

3. **Flüssiges Vollwertfrühstück** - ohne Verdauungsbelastung:
   a) Soja-Misosuppe mit 10 g Spirulina (Pulver oder Tabletten).

   b) Schnellküche: 2 - 3 EL Tamari-Sojasoße mit heißem Wasser übergießen, 3 - 4 EL Edelhefeflocken (Vitacron) als Einlage; bei Candida-Verdacht nur hefefreie Gemüsebrühe von Demeter oder Gemüsesud wählen.

c) Demeter-Süßmolkepulver, 2 - 3 EL mit warmem Wasser anrühren, Spirulina zugeben, auffüllen auf 1/2 Liter. Zum Energietrunk 3 - 4 Selentabletten (Selen mit Vit. E von Sanatur) und gegebenenfalls Magnesiumzugabe. Eine Stunde später folgt:

4. a) **Obst-Frühstück**: 2 - 3 Äpfel, (gute Quelle für B-Vitamine, Enzyme und Faserstoffe für den Stoffwechsel), dazu reife Bananen, reich an Magnesium, Kalium und Eisen; auch in allen rotfleischigen Beeren enthalten.

   Alternative: Äpfel oder Aprikosen (auch eingeweichtes Trockenobst ungeschwefelt) mit Pflaumen und Feigen. Unreif geerntetes und bestrahltes Obst hat ca. 70 % Mineralien- und Vitaminverlust und wirkt meistens übersäuernd (Ausnahme: Bananen, Papayas).

   Für Lecithin- und Fettzugabe eignen sich zu saurem Obst Avocado oder 8 - 12 Stunden eingeweichte Mandeln. Jedoch keine Fette zu Süßobst wie Bananen, Datteln, Feigen (verzögert Verdauung für Stunden; bildet Gärungssäuren!).

   Jeden Bissen mit 30mal Kauen genießen, nur so kann die wertvolle Obstnahrung voll ausgewertet werden und den Körperzellstaat sättigen. Alle Obstkost für sich allein verzehrt auf leeren Magen zieht dem Körper nur 10 % Verdauungsenergie ab und somit verbleibt mehr Energie für die Entwicklung der Selbstheilkräfte!

   b) **Für Bewegungsbehinderte und Übergewichtige bei Darmträgheit:** Obstgelee-Pudding. Eine Portion Magnesiumgranulat (Diasporal N 300) in 1/4 l zuckerfreiem Obstsaft, Betesaft oder Wasser auflösen, 1 EL (ca. 10 g) Flohsamenschalen (Plantago ovatae) und 1 EL Lecithin-Granulat einrühren, nachfolgend bis auf 1/2 l mit Wasser auffüllen. Flohsamen hat eine 50fache Quellfähigkeit und ist sehr sättigend; kann als Getränk auch sofort getrunken werden oder nach 60 Minuten Quellzeit als Obst- oder Rote-Betegrütze verzehrt werden. Für Übergewichtige bietet sich anstelle von Flohsamenhüllen auch das fett- und cholesterinsenkende Apfel-

Pektin an mit der Zugabe von Weizenkleie (Kurkleie grob von Donath, Reformhaus).

5. **15 Minuten Tiefenatmung** und Bewegungsübungen ca. eine Stunde nach dem Obstfrühstück.

6. **Frischzell-Elixier** - 1/2 Stunde vor dem Mittagessen oder anstelle von Essen bei Heilfastenwahl; 50 g Gerstengras (bei Candida) oder Weizengras auskauen (Fasern nicht schlukken!), dazu schluckweise 1/4 l Wasser trinken.

100 g Gersten- oder Weizengras enthalten:

Vit. B1	30 x soviel wie in Milch
Vit. C	60 x soviel wie in Orangen
Vit. E	50 x soviel wie in Spinat
Calcium	11 x soviel wie in 100 ml Rohmilch
Magnesium	5 x soviel wie in Bananen
Eisen	5 x soviel wie in Spinat

Das Gras enthält Anteile aller weiteren B-Vitamine, besonders auch B12, alle lebensnotwendigen Aminosäuren (Eiweiß-Bausteine), Höchstwerte an Kalium, Chlorophyll und Cholin; diese sind wichtige Nährsubstanzen für Blut, Gehirn, Muskeln und Nerven.

Es liefert die für MS- und Krebskranke gerade so wichtigen Mineralien in natürlich komplexer Form mit einer Unzahl von lebenswichtigen Enzymen. Der Grassaft nährt, stärkt und fördert die Herz- und Kreislauffunktion, normalisiert die Drüsentätigkeit, besonders die Bauchspeichel- und Hirnanhangdrüse. Es wirkt erhöhtem Blutdruck, allen Verdauungsstörungen und Fettleibigkeit entgegen.

Bei erhöhtem Eiweiß- und Vitamin-B-Bedarf ist Spirulina eine Alternative als Vollwert-Flüssignahrung (10 - 15 g) oder 5 g als Nahrungsaufwertung. Jede 5-Gramm-Menge sollte mit 1/4 l Flüssigkeit, wie Obst- oder Gemüsesäften, klarer Brühe oder Wasser wegen der hohen Quellfähigkeit verzehrt werden.

7. **Mittagessen:** *Als Haupteiweißquellen* stehen zur Auswahl: Amaranthgetreide, Buchweizen ungebrochen, Sojabohnen, Ganzkornhafer oder Frischflocken (Hafer verliert zum Teil seinen Säureüberschuß, wenn das Korn 8 - 12 Stunden vorquillt und dann schonend gegart wird). Dinkel, Hirse und Reis sollten auf dieselbe Weise als warme Mahlzeit zubereitet werden. Alle Sojaprodukte sind dem tierischen Eiweiß überlegene Eiweißkost, da sie basenüberschüssig wirken, ebenso der Buchweizen, der den höchsten Eiweißanteil (ca. 17 %) aller Getreidenahrung und alle essentiellen Aminosäuren enthält (auch Lysin, angeblich nur im Fleisch zu finden).

Weitere Eiweiß-Vollwertnahrung sind: Alfalfa-Sprossen, Linsen-, Mungobohnen- und Weizenkeimlinge, Mandeln (über Nacht eingeweicht), Sesambutter (Tahini, ungeröstet) oder frisch gemahlener Sesamen, Schafs- und Ziegenrohmilchprodukte, auch Joghurt, gegarte Bohnen, Erbsen, Linsen, Broccoli, roh oder gegart und Meeresalgen (Einweichzeit und Garzeit beachten).

- *In der Krebsphase und Nachsorge alle tierischen Eiweißprodukte meiden!*

Rohkostsalat als Vollwert-Eiweißquelle: Alfalfasprossen, Mungobohnen-, Linsen- oder Weizenkeimlinge mit Zwiebeln, Meerrettich oder Frischkräutern nach Wahl würzen. Sinnvoll sind lecithinreiche Fettzugaben wie Avocado, Sesampulver (frisch gemahlen), rohes Eigelb oder Soja-Lecithinpulver. Einen Eßlöffel davon in Sesam- oder Olivenöl einrühren, mit dem Molkekonzentrat Molkosan (Reformhaus, Apotheke) oder Zitrone und Meersalz abschmecken, eine köstliche Salatsoße. *Statt Öl* auch Dickmilch oder Süßrahm wählen. Die würzige Zugabe von Soja-Miso-Paste ist eine zusätzliche Eiweißanreicherung, auch 2 - 3 EL Edelhefeflocken von Vitacron in Soßen, Suppen oder über die Hauptspeise gestreut. Die grünen Alfalfasprossen sollten täglich das Menü bereichern. Eine Tasse dieses kresseähnlichen Blattgrüns liefert soviel Vit. C wie 20 Zitronen und soviel Calcium wie 1/4 l Rohmilch, zuzüglich alle essentiellen Eiweißbausteine, Vitamine, Mineralien und Enzyme; kurz, eine unübertreffliche Frischzellnahrung. Eine würzige Mischung ergibt die Zugabe von Rettichsamen (ca. 1/3 zu 2/3 Alfalfasamen ansetzen; anfangs mit kleinen Mengen Erfahrungen sammeln). Nach der Aufzucht im Glas, ab dem 7. Tag, sind diese Sprossen eine hochwertige Eiweißnahrung und ersetzen auch geschmacklich Kresse und Grünblattgemüse. Gemüse, Säfte und Obst, je nach Jahreszeit, sollten ausschließlich aus Bio-Anbau stammen. *Therapeutisch wertvoll sind:* Gurken, Karotten, Weiß- und Grünkohl, Sauerkraut, Kohlrabi, schwarzer Rettich, Steckrüben, Bete und deren Blätter, grüne Paprika und Löwenzahn.

Empfehlenswert ist in kühleren Klimazonen eine warme gegarte Eiweißnahrung mit einer pflanzlichen oder tierischen Fettsorte mit viel Grünsprossen. Keimlinge und Sprossen als Rohkostsalat mit Rohmilchfetten, Nüssen oder Eigelb sind für sich allein schon eine sehr sättigende Vollwert-Eiweißkost und sollten vorzugsweise täglich verzehrt werden, da das Eiweiß aus Keimkost durch die beim Keimprozeß aktivierten Enzyme bereits "vorverdaut", also viel leichter auswertbar ist, als aus gekochter Nahrung. Das Trinken zum Essen möglichst meiden, da dies die Verdauungssäfte verwässert und somit verdauungshemmend wirkt.

8. **Nachmittags-Tee** sollte nicht früher als 2 Stunden, am besten 3 Stunden nach dem Essen folgen, da der 4stündige Verdauungsprozeß für Eiweißspeisen mit vorzeitiger Flüssigkeitszugabe gestört bzw. verlängert wird (Gärungsgefahr).

Nachmittags-Snack: 1 - 2 Äpfel mit 3 - 6 Stück Lecithin-Compact, gut kauen (Buerlecithin-Compact-Faszikel). Zur Auswahl: Carob-Schoko-Creme, *der gesündeste Schokoladengenuß.* Selbstzubereitung: 1 EL Carob (Johannisbrotmehl, Reformhaus) mit 3 EL Rohmilch oder Süßrahm glattrühren, dann 1 EL Lecithin-Pulver zugeben; mit 3 Minuten Aufwand erhalten sie eine köstliche Creme als Aufstrich zu Reis-, Hirse-, Buchweizenwaffeln, hefefreiem Knäckebrot, als Dip zu Apfelschnitten, Selleriestangen, Fenchel oder Karotten. Nach Wahl die Creme mit Kokosnußraspeln oder Mandeln anreichern.

Für Kalorienbewußte kann das Carob-Pulver mit dem fettfreien Demeter-Süßmolkepulver mit wenig Wasserzugabe oder nur mit Karottensaft zu Cremekonsistenz angerührt werden; 1 EL Lecithin-Pulver zugeben. Soja-Lecithin wirkt cholesterinsenkend, baut überflüssiges Fett ab und ersetzt den Sahnegeschmack.

Für Übergewichtige und Darmträge wird der Obstgelee-Pudding (siehe 4 b) empfohlen. Eine Stunde später mit 1/4 bis 1/2 l La-Pacho-Tee oder Wasser folgen.

9. **Abendessen:** 1/2 l mundwarme Schafs- oder Ziegenmilch (auch als Dickmilch). Für extra Eiweißzugabe 1-2 TL Spirulina in Milch oder Schafsjoghurt einrühren. Variante: Spirulina mit Olivenöl und Tomatensaft zur Pastekonsistenz anrühren; würzen mit Prise Meersalz und genüßlich lutschen. Die Paste kann zur würzigen Cremespeise gestreckt werden mit der Zugabe von lecithinreicher Avocado und Joghurt, oder rohem Eigelb. Zur Spirulina-Pasta sollte pro 5 g Spirulina-Zugabe 1/4 l Flüssigkeit nachgetrunken werden (auch in Joghurtform). Eine köstliche Variante: Spirulina-Pulver in zuckerfreies Apfelmus (Reformhaus) oder Beerenkompott einrühren, nach Wahl magnesiumreiche Weizenkeime zum Andicken einstreuen; für zusätzliche Ballaststoffe grobe Kurkleie zugeben. Diese Variante kann auch als Frühstück oder Snack mit Apfelstücken (für Ballaststoffe) gewählt werden. Bei Weizenkeimen auf luftdichte Verpackung und Frische achten, luftdicht und kühl aufbewahren.

Alternativen zum Abendessen: Sojamilch oder Gemüsesaft mit Avocado verquirlen; nach Wahl Weizenkeime oder grobe Kurkleie von Donath als Ballaststoffe zugeben, Spirulina in Pulver- oder Tablettenform für zusätzliche Eiweiß- und Vitaminaufwertung.

Geschmackliche Variationen: Gemüsebrühe, Soja-Miso-Suppe mit Meeresalgen, Demeter-Süßmolke mit Spirulina anrühren; nach Wahl für Fettzugabe Avocado rohes Eigelb, Oliven- oder Weizenkeimöl.

Wenn kein Candidabefall vorliegt, können warmen Suppen und Brühen mit 3 - 4 EL Hefeflocken aufgewertet werden. Als

Einlage eignet sich die darmanregende grobe Weizenkleie (von Donath, Reformhaus) oder Meeresalgen.

Wenn abends feste Nahrung, dann nur die leicht verdaulichen nicht säurebildenden KHY wie Dinkel, Hirse, ganzer Mais gegart, Kartoffeln mit gegartem Gemüse; für problemloses Garen unter 70 °C empfehle ich den Stuplich-Topf (Bezugsquellen). Gut dazu sind nicht säuernde, eiweißhaltige Fette: Avocado, angekeimte Mandeln, Süßrahm und Butter; gering säuernd: rohes Eigelb, Joghurt, Dickmilch oder reine Pflanzenöle; Käse nicht am Abend, auch Quark ist stark säurebildend! Oxalsäuren meiden: gekochter Spinat, Rhabarber roh und gekocht.

Getränke sollten nur 1/2 Stunde vor dem Essen oder zwei Stunden danach in den Magen gelangen. Auch sollte bis 19 Uhr die feste Kost im Magen sein, damit nach 3 Stunden Verdauungsarbeit der Körper die Tiefschlafphase ab 10 Uhr ausnützen kann - äußerst wichtig für die Selbstheilungs-Kräftesammlung und Zellregeneration!

Nach der Bio-Organuhr stellt der Dünndarm seine Verdauungsarbeit ab 20 Uhr ein, somit gärt und fault das späte Abendessen in den Gedärmen und führt über Nacht zur Blut- und Organvergiftung durch Darmgifte und Säuren (Autointoxikation). Resultat: Schlackenanhäufung und Immunschwächung; diesen Zustand kann sich kein chronisch Erkrankter leisten!

Tiefenatmungs- und Visualisierungsübungen sind besonders am Abend vor dem Einschlafen sehr wirksam und sollten den Tag abschließen. Hierzu ist meine Meditationskassette im Fürhoff-Verlag für DM 20,-- + DM 2,-- Versand erhältlich.

Nützliche Aufklärung

Keimkost ist am wenigsten umweltgiftbelastet, denn wir bestimmen selbst die Bedingungen im Keimglas; eine mühelose Nahrungsgewinnung ohne Erde! Der Keimnahrung gegenübergestellt sind alle kommerziell angebauten Gemüse und Salate minderwertig und dienen überwiegend mehr der Augen- und Gaumenfreude und als Magenfüller ohne Nährwert.

Gesundheitskliniken in USA erzielten enorme Einsparungen durch den Wegfall der teuren Gemüse- und Fleischkost; nicht zu vergessen der Arbeitsaufwand, bis diese verzehrgerecht totgekocht sind. Bei der üblichen gekochten Kost mit erhitzten Fettzugaben (auch über 60 °C erhitzte Butter) sind ca. 70 % des Eiweißgehaltes mangels Enzymen nicht auswertbar. Das bedeutet, mehr als die Hälfte verbleibt als nicht verwertbare Eiweißschlacken im Körper zurück; dies ist ein Energieraub und eine Schwächung für jeden Gesunden und Genesenden.

Die krebsfeindlichen Wirkstoffe in der Roten Bete überwiegen nicht den Nachteil der hohen Cadmiumgiftaufnahme in der Knolle und daher kann sie nicht mehr bedenkenlos im Rahmen einer Heildiät verzehrt werden.

Krebshemmende Substanzen in Keimkost und Grassäften:

Dr. C. Shaw und Dr. C. N. Lai (USA), entdeckten nach langjährigen Experimenten, daß sich Metastasen durch Extrakte aus Weizen-, Linsen- und Mungobohnenkeimlingen reduzieren lassen. In Weizengras ist das Anti-Krebs-Vitamin B17 (Laetril) ca. 100mal höher als im Keimling. Auf dieser Erkenntnis basiert auch die seit 20 Jahren in USA bewährte Heilmethode von Ann Wigmore: Sprossen- und Weizengrassaft sind die Heilnahrung bei Krebs und allen chronischen Krankheiten! Die Frischzellkeimnahrung habe ich im Rahmen meiner dargelegten Ganzheitstherapie im Kampf gegen Krebs an mir selbst erfolgreich erprobt. Gersten- und Weizengras in Pulverform ist inzwischen in Reformhäusern zu kaufen, jedoch ist die volle Heilkraft und der einzigartige Enzymgehalt nur im frischen, selbst gezüchteten Gras enthalten. Als Alternative bietet sich das pulverisierte Gerstengras "Barley Green" an (Bezugsquellen). Die mühelose Herstellung ist ausführlich beschrieben in "Stop der Azidose" und in "Weizengrassaft, Medizin für ein neues Zeitalter".

Eiweißspeicherkrankheiten durch tierisches Eiweiß und Kuhmilch: bei kommerziellen Milchprodukten sind durch Sterilisationstechniken und Erhitzen über 60 °C die wenigen für die Eiweißspaltung wichtigen Enzyme vernichtet, so daß das an das Milcheiweiß Casein gebundene Milchcalcium nicht verwertbar ist, sondern sogar im Körper als unorganisches Calcium eingelagert wird, der Ursache der sogenannten "Milchgicht". Es ist bekannt, daß Milcheiweiß nur mit Hilfe des Enzyms Lab gespalten und ausgewertet werden kann; das Fehlen dieses Enzyms trägt dazu bei, daß nun das Milcheiweiß als Schleimablagerungen den gesamten Organismus belastet, die im Laufe der Jahre zu Säurekristallen verhärten. Der Organismus des Kindes versucht über ständigen Schleimauswurf (Rotznasen) diesen Milcheiweißabfall loszuwerden und signalisiert allergische Reaktionen, (Milchschorf, Schuppenflechte, Neurodermitis usw.). Infektanfälligkeit und Erkältungskrankheiten nehmen zu. Beim Erwachsenen hat sich die Schleimansammlung von Jahren als zäher, oft verhärteter Schleimbelag meist auf die Bronchien, Lungen und Nebenhöhlen ausgedehnt (häufigste Ursache von Asthma). *Diese Schleimbeläge sind die Brutstätten für Viren und Bakterien und leisten allen infektiösen Erkrankungen, besonders auch Lungen- und Lymphkrebs,* Vorschub. Daher sind die schleimbildenden Kuhmilchprodukte, außer der frischen eiweißarmen Süßmolke, für MS- und Krebskranke eine Gefährdung.

Berücksichtigen wir dazu noch die Forschungsergebnisse von Prof. Lothar Wendt in "Eiweißspeicherkrankheiten, die Wendt-Therapie": nach jeder erhitzten Mahlzeit, besonders tierischem Eiweiß - dazu zählt auch die Milch, steigt die Anzahl der weißen Blutkörperchen (Leukozyten) um das 2 - 3fache an; das bedeutet, die Sauerstoffzufuhr wird abgedrosselt und die roten Blutkörperchen vermindert. Einer der Hauptgründe, warum wir uns nach einer Fleischmahlzeit müde oder abgeschlafft fühlen. Die übliche Tasse Kaffee hinterher ist ein "Peitschenhieb" für den ohnehin schon gequälten Körperzellstaat. Rücksichtslos schaufeln wir Körpermüll produzierende Kost hinein und erwarten dennoch optimale Zellfunktion.

Bei den meisten Krebs- und MS-Kranken wurde eine erhöhte Leukozytenzahl festgestellt, was auch immer die Immunabwehr schwächt. *In gleicher Weise schädigen auch die zu großen Eiweißmoleküle der Fleischprodukte,* die mangels Enzymen und Verdauungssäften sogar als Fremdkörper von der Immunabwehr behandelt werden. Ein Beweis dafür, daß Fleisch nicht für den menschlichen Organismus gedacht ist. Die Rohfleischesser Eskimos und einige Naturstämme gleichen die gebildeten Purin-

und Stoffwechselsäuren mit dem Dazutrinken von basischem Blut aus. Der übliche Mitverzehr von Seetang im Norden und grünen Papaya im Süden hilft durch seinen Enzymreichtum, das Fleischeiweiß aufzuspalten, schneller zu verdauen und reduziert somit die Verwesungsgiftgefahr im Darm. Das Millionengeschäft mit den eiweißspaltenden Enzymtabletten (meistens Papain, Bromelain und Pankreasextrakt von Tieren) beseitig nicht den Körpermüll noch die Ablagerungskrankheiten, sondern ist lediglich eine Zudeckmethode. Ebenso versucht man ja, das im Milcheiweiß fehlende Enzym Lab künstlich zu ersetzen. Bis die gekochte Fleischkost in 12 - 14 Stunden den Darm passiert hat, haben sich massiv gesundheitsschädigende Zersetzungsgifte gebildet (Rückvergiftungseffekt, Darmgifte - Blutbahn).

Alternative Methoden gegen Krebs

Eine Erfolgsrate von 68 % Tumorrückgang verzeichnet die Methode nach Prof. Harold W. Manner, Loyola-Universität Chicago, mittels Anti-Krebsdiät, Colonhydro-Therapie (Darmwäsche), hohen Vitamingaben, besonders Pro-Vitamin A, Vitamin-B-Komplex, (beides konzentriert in Spirulina enthalten), Vitamin C, Thymusextrakt "Levamisol" und Vitamin B17 Orotat (Laetril) und Anwendung des noch sehr teuren "Interferon".

Dr. Manner behandelt heute erfolgreich in der Manner-Klinik in Tijuana, Mexico (nahe der Grenze zu den USA) mit Laetril aus Papayakernen und Papaya-Latex. Information: Manner-Clinic-Foundation Tel. 001-706-680-4222 oder 001-501-675-492.

Dr. Manuel Gomez de la Maza, Prof. an der Universität Havanna, legte seine Krebserfahrungsberichte mit Papaya-Latex in seinem Buch in der Universitätsbibliothek nieder.

Die Harvard-Universität in Boston (USA) konnte nachweisen, daß die natürlichen Carotinoide aus der Spirulina-Alge synthetischem Beta-Carotin überlegen sind, aus gemischten Isomeren bestehen und selbst in konzentrierter hoher Dosis nicht leberschädigend sind. Der 5%ige Anteil von ungesättigten Fettsäuren in der Alge gewährleistet eine optimale Aufnahme von Beta-Carotin; ca. 10.000 I.E. sind in 10 Gramm Algenpulver enthalten. Langjährige Beobachtungen und Messungen zeigten, daß Spirulina-Extrakt (als Flüssignahrung) zur Verhinderung von Tumorweiterentwicklung führte. In der neuen Biomed-Krebsklinik in Bad Bergzabern ist Spirulina platensis Bestandteil einer Krebsschutzdiät. Spirulina hat sich als Nahrungsergänzung auch in der Krebsvor- und Nachsorge mit seiner immunstärkenden Wirkung auf die Gesamtverfassung nur positiv ausgewirkt.

Die Misteltherapie stimuliert die Antikörper und wirkt auch tumorzellenauflösend (kanzerostatisch). Die Mistelpräparate Iscador und Helixor kann man sich selbst unter die Haut spritzen; Anleitung beim Naturarzt oder Heilpraktiker erfragen.

Thymuspräparate fördern die Bildung der wichtigen T-Lymphozyten, die unser Immunsystem dringend zur Abwehr von Krankheitserregern benötigt; sie können auch die Bildung von Metastasen verringern.

Die aktive Fiebertherapie fördert durch den Überwärmungseffekt die Giftausscheidung und stimuliert das Immunsystem. Heiße Bäder und heiße lokale Auflagen auf den Tumorbereich nur nach Rücksprache des Arztes durchführen!

Heilfasten ist wohl die wirkungsvollste biologische Heilmethode, wenn der Körperzellstaat die notwendigen Nährstoffe in Flüssigform (Grassäfte oder Spirulina) erhält. Bei allen schweren Organschäden und chronischen Erkrankungen setzen Heilwirkungen längeres Fasten von über 6 Wochen voraus; der Abbau der tiefer liegenden Stoffwechselschlacken im Bindegewebsbereich setzt erst nach ca. 3 Wochen ein. Eine nachfolgende Tiefenentschlackung von mindestens weiteren 3 Wochen ist sinnvoll und das Fastenbrechen erfordert pro Woche einen Tag, wobei für die anschließende Übergangzeit mindestens 7 Tage Schonkost beachtet werden sollte. Empfehlenswert ist die Anleitung eines fastenerfahrenen Therapeuten oder Naturheilarztes, damit auch in Krisenfällen ein Ratgeber zur Seite steht.

Heilungskrisen: Aus meiner eigenen Krisenerfahrung kann ich mitteilen, daß sich die Schmerzsymptome in den ersten Wochen verstärken; auch habe ich nach meiner Krebsheilungsphase bei den von mir betreuten MS-Patienten vermehrte MS-Schübe beobachtet. Gerade jetzt dürfen wir uns nicht entmutigen lassen, weiterhin den Körperzellstaat mit entgiftenden Tees oder Säften zu unterstützen (hierzu Alternative Methoden). Beim Aushungern oder Herauslösen von Krebszellen müssen Millionen von abgestorbenen Zellen aus dem Gewebe abtransportiert und ausgeschwemmt werden. Eine enorme Belastung für die ohnehin schon geschwächte Niere und Leber. Um den Ausschwemmungs- und Entgiftungsprozeß in Gang zu halten, muß mit mindestens 2,5 - 3 Liter Flüssigkeit pro Tag nachgeholfen werden. Schwemmt das Gewebe (besonders um die Augen, Beine, Arme) auf, ist dies ein Zeichen dafür, daß die Niere die Giftflut nicht mehr ausfiltern kann; es kommt zum Rückstau, der Körper hält das Wasser, um die Giftstoffe in weniger konzentrierter Form in sogenannte angelegte "Giftdepots" erst einmal abzuschieben. Diese Giftdepots blockieren den Lymphfluß (Lymphstau), können auf Nervenenden drücken, (neuralgische Schmerzen), lagern im weichen Bindegewebe (verstärkter Weichteilrheumatismus, Gicht und ähnliche Schmerzen, oft in allen Gliedern) und können natürlich auch verstärkten Schmerz und Vergrößerung im Tumorbereich verursachen. In diesem Fall sollte eine gezielte Lymph- und Nierenentgiftung, verbunden mit Darmspülungen (Colonic-Therapie), durch einen fachkundigen Heilpraktiker oder Naturarzt eingeleitet werden.

Wenn wir aus Mutlosigkeit oder Schwäche in dieser Phase zur festen Nahrung greifen, deren Verdauung dem Zellstaat immer 50 - 70 % Verdauungsenergie kostet, dann blockieren wir den gesamten Ausscheidungsprozeß der hochtoxischen abgestorbenen Zellen und schwächen zusätzlich unser gesamtes Immun- und Stoffwechselsystem. *Jede Verdauungsbelastung bedeutet eine Minderung unserer Selbstheilungskräfte!* Gerade bei Krebs muß mit langen Ausscheidungsphasen und Krisenzeiten gerechnet werden, da sich Krebszellenverbände oft in Geschwulstform verkapseln und es längere Zeit dauert, bis diese oft eigroßen Tumore sich zurückbilden. Die Krebstumore und Wucherzellen müssen "ausgehungert", der Nährboden "Körpermüll" muß auf allen Ebenen abgebaut werden! Dies erfordert Geduld, Umsicht und das Wissen darum, daß unser Zellstaat diese Aufgabe bewältigen kann, wenn wir langsam schrittweise über viele

Monate hinweg den Darm, Bindegewebe und die inneren Organe mit gleichzeitiger Heilnahrung entschlacken.

Das zu schnelle, radikale Fasten mit Nulldiäten ohne Aufbaustoffe für Organe, Gehirnzellen und Nerven führt zum beschleunigten Abbau der Gift- und Schlackenstoffe, die nun in konzentrierter Form in die Blutbahn gelangen. Außer der gefährlichen Rückvergiftung (Stau in Nieren und Leber), kann es zu Koliken, Erbrechen, starker Übelkeit, Schwindel, totaler Erschöpfung bis hin zum Zusammenbruch aller Stoffwechselfunktionen verbunden mit Kreislaufkollaps kommen. Da bei den meisten MS- und Krebskranken Candida-Hefepilzüberwucherung festgestellt wurde, sind die vom Pilz freigesetzten gefährlichen Zersetzungsgifte eine zusätzliche Bürde für den Körperzellstaat (siehe hierzu Candida und Heilfasten).

In der Candida-Vernichtungsphase vollziehen sich die Abläufe in ähnlicher Weise wie beim Krebsbild. Für Leber und Nierenstärkung verbunden mit gleichzeitigem Entgiften mit nicht den Stoffwechsel belastenden Substanzen muß gesorgt werden. Alle diese Anforderungen erfüllt das in seiner Wirkung unübertroffene Gersten- und Weizengrün, wenn nicht selbst herstellbar, dann alternativ in Pulverform! Als Ergänzung für Zellregeneration, Kräftegewinnung und Immunstärkung ist die Spirulina-Alge die ideale Komponente. Gefährliche Stoffwechselgifte wie Ammoniak und Zellzersetzungsgifte können mit Selen (hefefrei) und auch mit Nosoden durch einen erfahrenen Heilpraktiker ausgeleitet werden. Auch die Schwermetallgifte (s. Haaranalyse) müssen mit in Betracht gezogen und ebenfalls ausgeleitet werden, da diese ganz gewaltig die Immunlage schwächen und jeden Heilungsprozeß blockieren.

Während der oft bis an die Grenze des Erträglichen auftretenden Schmerzen wie stechendes Ziehen im ganzen Körper, oft auch Taubheitsgefühlen, Verlust an Muskel- und Denkkontrolle, hat mir das passive Verhalten "nur Ruhen" nicht weitergeholfen. Panikstimmung und Ruhelosigkeit überfielen mich oft, da in mir der innere Kampf auf der Zellebene wütete und sich natürlich auch auf die Gemütsebene ausdehnte, verbunden mit Zweifel- und Angstgedanken. Instinktiv trieben mich diese Zustände hinweg von allen menschlichen und Zivilisationseinflüssen hinaus in natürliche Umgebung. In der Natur mit Sonne, Wärme, guter Luft und beruhigender Atmosphäre am Meer fand ich große Hilfe und Linderung. Die Naturelemente motivierten meine Kreativität; ich wählte Überhitzungsbäder im heißen Lavasand, eingehüllt in Tücher, den Kopf zur Kühlung mit grünen Blättern bedeckt (wirksame Farbheiltherapie). Wenn total naßgeschwitzt, krönte den Saunaeffekt das Abkühlen im köstlichen Naß. Nach mehrmaligem Wiederholen folgten dann "heißes Sandtreten" und Schwimmen zur Abkühlung. Nach diesen täglichen Anwendungen fühlte ich mich wieder schmerzfrei und mit Mut und Zuversicht gestärkt. Die heutzutage angewandte Fieber- und Überwärmungstherapie ist eine wertvolle Mithilfe zum Entgiften, zur Stoffwechselanregung und zur Stärkung der Immunabwehr.

In meiner einjährigen Heilfastenzeit wurden die Naturelemente im Kampf um das Überleben zu meinen besten Lehrmeistern. Oft konnte ich bei den Ameisen beobachten, wie diese das Doppelte bis Dreifache ihres Körpergewichtes mühelos tragen können, was mir zu der Erkenntnis verhalf, daß auch ich "meine Bürde" aus körperlichem und mentalem Schmerz tragen kann. Eine Bürde, die ich mir selbst auferlegt hatte und durch Unwissenheit und Nachlässigkeit gegenüber meinem Körperzellstaat immer größer und schwerer wurde. Ich habe das Anwachsen der Bürde unbewußt zugelassen, denn kein Mensch hat mir Krebs oder auch Pilzbefall auferlegt. Aus Bequemlichkeit und Unkenntnis habe ich meine Körpersignale über viele Jahre ignoriert und mit Medikamenten mundtot gehalten. Es wurde mir klar, daß kein Grund für Selbstbedauern oder Schuldzuweisung besteht. Auch schwächt jedes Selbstmitleid ganz erheblich das gesamte Immunsystem und unsere Willenskraft, etwas ändern zu wollen.

Heilungskrisen sollten wir als Botschaft willkommen heißen, denn sie bekunden, daß große Veränderungen in unserem Zellstaat vor sich gehen. Wenn wir mit Willenskraft aktiv nachhelfen, läßt sich jede Bürde, jedes Kranksein überwinden. Entgiftungssymptome wie Durchfall, Übelkeit, Hautausschläge dürfen nicht mit unnatürlichen Medikamenten oder Maßnahmen gestoppt werden. Bildhaft gesehen, blockieren wir damit die Ausleitungskanäle unseres Zellstaates, der bemüht ist, den krankmachenden "Körpermüll" hinauszuarbeiten. Die mit Toxinen überschwemmten Nieren und Leber können die normale Ausscheidung über Urin und Darm eben nicht mehr verkraften. Daher sollten wir auch die oft damit verbundenen Blasen- und Nierenschmerzen nicht als Organversagen betrachten; die ausscheidbaren Stoffwechselgifte bestehen oft aus stark ätzenden Säuren, irritieren natürlich auch die empfindlichen Schleimhäute im Urogenitaltrakt und können Entzündungen verursachen. Unter Blasen- oder Nierenbeschwerden leiden fast alle MS- und Krebskranken (siehe hierzu Ganzheitsmethode). Eine entzündungswidrige Heildiät besteht aus überwiegend chlorophyllreicher Pflanzennahrung und Verzicht auf tierische Eiweißprodukte!

Die Chemotherapie hat sich bei mir selbst zerstörend auf die Darmflora und inneren Bauchorgane ausgewirkt. Bekannt ist, daß durch Bestrahlung eine explosive Virenvermehrung entsteht. Schaffen wir selbst die erforderlichen Voraussetzungen, so könnte in den meisten Fällen der geniale Selbstheilungsmechanismus unseres Körpers den Krebs bannen. Der bestrahlte Krebspatient leidet oft mehr unter den Begleiterscheinungen solcher Therapien, wobei natürlich in vielen akuten Krebsfällen die Chemotherapie auch ihre Berechtigung hat. Das Für und Wider muß jeder für sich selbst abwägen!

Auskünfte über biologische Krebstherapien: Gesellschaft für Biologische Krebsabwehr, Postfach 102549, 6900 Heidelberg, Tel. 06221-161525.

Krebsfrüherkennungs-Test nach Dr. von Brehmer, Kosten incl. Geopathietest zur Überprüfung auf geopathische Belastung durch Erdstrahlen nach Dr. Aschoff ca. DM 135,--. Labor für Humoraldiagnostik, Goldbacherstr. 9, 8750 Aschaffenburg, Tel. 06021-13935.

Dr. P. Rothdach, München, Arzt für Naturheilverfahren, Biologische Krebs- und Nachbehandlung.

Servamed-Blutkristall-Bild, dieser Test gibt Aufschluß über Krebsfrüherkennung und Organ-Übersäuerungsschäden: Therapie- und Seminarhaus Wald-Eck (Anhang) oder Servamed Labor und Diagnostik GmbH, im Winkel 8, Heidesheim, Tel. 062132-5106.

Erdstrahlen und Elektrosmog sind wesentliche Störungsfaktoren, die als Mitaktivatoren den Krankheitsverlauf von MS und Krebs beschleunigen, ja sogar einleiten können. Elektrobiologische Untersuchungen, Beratung und Informationsmaterial: Kornelius Rohde, Blindenhaselbach 6, 8267 Neumarkt St. Veit, Tel. 08639-5260.

Die Haaranalyse deckt den Mineralstoffmangel und den Grad der Schwermetallvergiftungen auf; diese Gifte sind sehr stark nerven- und gehirnzellenschädigend. Der Analysebericht informiert darüber, mit welchen spezifischen Mineralien und Substanzen die nur schwer löslichen Giftablagerungen herausgelöst werden können. Analyseunterlagen mit Freiumschlag anfordern beim Spira-Versand, D-W 8130 Starnberg 3.

Quecksilber aus Amalgamfüllungen passiert die BHS-Schranke und ist bei einem intakten Zellstaat ohne Mithilfe von außen erst nach 18 Jahren zur Hälfte abgebaut.

Die schleichenden Vergiftungserscheinungen infolge nicht ausgeleitetem Amalgam sind Gedächtnis- und Schlafstörungen, Nervosität, Zittrigkeit, Migränen, organische Störungen im Kopfbereich und Gemütserkrankungen. Ausführliche Ratschläge und Informationen erhältlich für DM 10,-- von der Beratungsstelle für Amalgamvergiftete e.V., Rembrandtstr. 21 a, 8000 München 60, Tel. 089-8201216.

Mit dem inneren Selbst in Kontakt kommen

Im Rahmen meiner Seminare und Selbsthilfegruppe habe ich es leider immer wieder erfahren, daß der Hilfesuchende zuerst enthusiastisch in der Gruppe das Züchten der lebendigen Heilnahrung erlernte, jedoch daheim nach geraumer Zeit wieder in den alten Konsumtrott zurückfiel. Anstatt täglich ca. 10 Minuten Zeit für Keimgut wässern zu erübrigen, werden Alfalfasprossen, Gersten- oder Weizengras in Pulverform mit nur ca. 30% Vitalwert verzehrt. Den erlernten Entsäuerungsübungen und der Tiefenatmung werden täglich immer weniger Zeit gewidmet. Wir investieren soviel Zeit mit meist nutzlosem Konsumgütereinkauf, Heimbefördern und Entsorgen; die Aufzucht von lebendiger Nahrung hingegen ist weitaus weniger zeitraubend. Am liebsten würden wir für all unsere Leiden Pillen schlucken, um weiterhin den Raubbau an unserem Körperzellstaat unbehindert betreiben zu können. Aus Unsicherheit und Unwissen schlagen wir auf der Suche nach Hilfe von außen alle erdenklichen Irrwege ein. Unser Zellstaat ist in seiner Existenz durch erkrankte oder entartete Zellverbände bedroht; wäre es nicht der Mühe wert, uns jenes Wissen anzueignen und in die Tat umzusetzen, das uns zum eigenen Arzt macht? Dann sind wir nicht hilflos, schwach oder zu bedauern! Anstelle Ausdauer, Geduld und Vertrauen in unsere Selbstheilungskräfte und in das Wirken der Naturheilkräfte zu legen, wählen wir wieder unbewußt die Flucht- oder Zudeckmethoden. Den Mangel an Liebe und Verständnis für unseren Körperzellstaat und für die Bedürfnisse unserer Seele versuchen wir mit den "heimlichen Süchtigmachern" Süßigkeiten, Alkohol, Arzneidrogen und exzessiver Vergnügungssucht auszugleichen.

Solange wir nicht Kontakt mit unserem "inneren Arzt", unseren verschütteten Selbstheilungskräften aufnehmen wollen und nicht einsehen, daß Gesundung an Geist und Seele nötig ist, können wir keine dauerhafte Heilung von außen erfahren. Um neue Erfahrungen herbeizuführen und um bestimmte Wünsche in die Tat umsetzen zu können, müssen die Funktionen des Bewußtseins mit dem Unterbewußtsein in Einklang gebracht werden. Wollen wir Gesundheit, Vitalität und Lebensfreude wiedergewinnen, ist es wichtig, das Unterbewußtsein kontinuierlich mit lebensspendenden Gedankenmustern zu speisen. Jeder kann die Art der aktiven Selbstbeeinflussung erlernen (Dr. Joseph Murphy, "die Unendliche Quelle Ihrer Kraft").

Während meiner langjährigen Heilungsphase haben tägliche Autosuggestionsübungen Unmögliches ermöglicht. Gerade wir an Krebs Erkrankten müssen lernen, unser Denken zu reinigen, uns unsere Schwächen, Fehler und Gefühle einzugestehen, uns selbst und anderen vergeben zu können, damit sich die innere Daueranspannung (Blockaden) lösen und somit die Körperenergien wieder fließen können. Wir lernen unerquickliche Gedankenbilder mit Aufbauenden auszutauschen und nicht mehr zu verdrängen. Lassen wir uns nicht entmutigen, wenn uns die alten gesundheitsschädigenden Gewohnheiten und Krisen zurückwerfen. Halten wir uns stets unsere Zielsetzung bewußt vor Augen, jedenfalls abends, visuell vor dem Einschlafen. Denn in der Tiefschlafphase aktiviert das Unterbewußtsein unsere Selbstheilungskräfte. Die Intelligenz unserer Zellverbände wird mittels Impulsübermittlung über Nervenbahnen unsere Gehirnzellen erreichen. Damit wird unser Denken und Handeln in der Weise gesteuert, daß wir wieder beginnen, auf die Körpersprache zu hören und damit auch nur noch das Beste für Geist, Körper und Seele anstreben.

Mit Hilfe der cranio-sakralen Therapie (Physioenergetik) können wir selbst den Körper befragen, welche Substanz oder Information für ihn gut ist. Die Testmethode AR (Armlängenreflex) kann jeder erlernen und wird auch in meinen Seminaren gelehrt (siehe Anhang).

Der geduldige Umgang mit unseren Schwächen und das Vertrauen in unsere Selbstheilungskräfte bringt uns schrittweise unserem gewünschten Idealzustand näher. *Unser Körperzellstaat will und kann sich heilen, wenn wir für die nötigen Voraussetzungen Ruhe, aufbauendes Gedankengut und optimale Nährstoffe sorgen.*

Konzentration wird zur gebündelten Willenskraft, diese zielbewußt eingesetzt kann Berge versetzen und auch uns heilen!

Nachwort

Alle Krankheitsbilder spiegeln unseren innersten Seelen- und Geisteszustand wider. Was uns wirklich fehlt, kann ein Außenstehender selten beantworten. Wenn wir in die Stille gehen, in uns hineinhorchen, dann können wir erkennen, daß unsere Krankheit eine Botschaft ist, die Störfaktoren und Mangelerscheinungen im geistigen wie körperlichen Bereich signalisiert. Die meisten Menschen brauchen ganz massive Botschaften, um wachgerüttelt zu werden und um den Kontakt mit ihrem inneren Selbst wieder zu finden. Krankheitsherde kann man nicht mit Therapien von außen überlisten; paralell dazu ist ein geistiger Umwandlungsprozeß notwendig, der oft umwälzende Denk- und Verhaltensänderungen erfordert. Die von mir selbst durchlebte Ganzheitstherapie unterstützt diesen Genesungsprozeß, indem sie zur Linderung und Kräftesammlung verhilft. Der Zugewinn an Selbstheilungskräften darf jedoch nicht wieder dazu mißbraucht werden, in die alten bequemen Gewohnheiten und Verhaltensmuster zurückzufallen.

Sobald wir uns auf dem Weg der Besserung befinden, sollten die wiedergewonnenen Kräfte kanalisiert werden, um die inneren Blockaden aufzulösen. Diese haben sich meistens in Form von Vorstellungen, Erwartungen und Ideologien auf der mentalen Ebene manifestiert. In meinem Körper war nach einem Jahr Anti-Krebs-Diät keine Krebszelle mehr nachweisbar. Beim geringsten Anzeichen von Immunschwäche war jedoch unbewußt die Angst vor Krebs wie ein Geschwür in meinem Kopf auch nach Jahren noch vorhanden. Die mentale Heilung konnte mir kein Wunderheiler abnehmen; sie war für mich ein notwendiger Bewußtseinsprozeß. Erst wenn wir selbst diese innere Heilungsarbeit durchgeführt haben, kann sich eine dauerhafte Heilung an Körper und Seele vollziehen.

Anhang

Cranio-sakrale Therapie, Armlängenreflex-Test: Arbeitsgemein-schaft für Physioenergetik, Sieveringerstr. 126/4, A-1190 Wien

MS-Selbsthilfegruppe e.V. (Bundesorganisation), Gerd Hoerst, Auf der Höhe 9, 6830 Edingen 1, Tel. 06203-81894

Selbsthilfegruppe für Azidose-Geschädigte mit Halima Neumann, dazu sind vor allem Candida-, MS- und Krebskranke herzlich eingeladen. Monatliche Treffen im Münchner Raum beim Fürhoff-Verlag erfragen: 08151-28899 oder 08151-28777

Colonic-Hydro-Therapie und Darmsanierung, ambulant und stationär; naturheilkundliche Behandlung verbunden mit "Anti-Candida-Heilfasten": Therapie- und Seminarhaus Wald-Eck, Leitung HP Günther und Heidi Haberkorn, Fichtenweg 4, 7994 Langenargen Bodensee, Tel. 07543-2021

Selbsthilfegruppe "Azidose und Pilzerkrankungen" Österreich, Kontaktadressen: A-1210 Wien, Max-Jellinekgasse 1-13/19/1
A-8043 Graz, Hans-Riehlgasse 10

Bezugsquelle für weiterführende Literatur und Produkte:
Life Light - Recyfill GmbH, A-8010 Graz, Maiffredygasse 2, Tel. 0316-381463

Bezugsquelle für die Schweiz: Miomar AG, Naturprodukte, Wannenstr. 41, CH-8542 Wiesendangen, Tel. 0041-52-372492

Aufruf zur Gründung von überregionalen Selbsthilfegruppen für Azidose- und Candida-Geschädigte

Jeder Laie kann die Grundlage meiner Bücher in die Tat umsetzen, seine Erfahrungen mit Gleichgesinnten und "Gleichgeschädigten" teilen und austauschen, dabei wächst in uns selbst das Vertrauen in unsere Selbstheilungskräfte und wir gesunden durch die Herausforderung, Wissen in die Tat umzusetzen! Im Rahmen meiner Seminare und Selbsthilfegruppe haben sich erfreulicherweise auch Naturärzte und Heilpraktiker eingefunden, die ihre aus der Selbsthilfegruppe gesammelten Anregungen wiederum vielen Patienten zugute kommen lassen können. Auch für mich selbst ist die Gruppe ein ständiges Lernen und Weiterwachsen in Richtung optimale Gesundheit und Gesunderhalten. Wenden wir uns dem Licht, dem Lichten zu; so wie jede Pflanze sich nach dem Licht streckt, die Urkraft allen Seins, benötigt auch der Mensch diese Kraft als Energiequelle für Körper und Gemüt.

Aufruf zur Unterstützung eines sinnvollen Selbsthilfe-Projekts zur Kultivierung des Papaya-Baumes!

Der deutsche Arzt Dr. Kurt Koesel in Maui, Hawaii hat in fünfzig Jahren Behandlungs- und Laborarbeit die segensreichen Heileigenschaften der Papayafrucht vielen Hilfesuchenden nahegebracht. Dr. Koesel und Dr. Ray haben erforscht, daß das Papain aus der Frucht und dem Baumstamm außer tumor- und krebsheilenden Eigenschaften mit einer verstärkten entschlackenden und entgiftenden Wirkung auf alle Organe regenerierend einwirkt: besonders bei arteriellen Ablagerungen, Entzündungsherden, Darmverschlackungen und Stoffwechselstörungen. Der hohe Vitamin A-, C- und E-Anteil unterstützt die Zellregeneration. Der weißen Milch (Papaya-Latex), die unter der Schale der grünen Frucht hervorquillt, werden krebsauflösende und krebshemmende Eigenschaften zugesprochen, die auch mir im Kampf gegen Krebs zugute kamen. Bakterien- und parasitenabtötende Wirkstoffe sind in den dunkelgrauen bis schwarzen Papayakernen zu finden (sehr wirksam sogar für Tierentwurmung). Die Kerne weisen wie die Aprikosenkerne einen hohen

Gehalt an Anti-Krebs-Vitamin B17 (Laetril) auf. Ich selbst habe für ein Jahr täglich 30 - 50 Kerne zerkaut; bis heute liebe ich die Kerne als pfefferähnliches Gewürz, frisch oder getrocknet oder auch gemahlen. Der Baum ist ein Geschenk der Natur und nicht zu Unrecht wird in den polynesischen Ländern diese Frucht die Melone der Gesundheit genannt; selbst die getrockneten Blätter ergeben einen wohlschmeckenden Tee mit verdauungsanregenden Wirkstoffen. Die Einheimischen essen auch einen Teil der sehr würzigen Körner mit dem Fruchtfleisch der reifen Frucht zur Vorbeugung gegen Parasiten und Krankheitserreger. Die Frucht im Verbund mit den Kernen ist eine ideale Heil- und Regenerationsnahrung, besonders auch bei Leberschäden, und steht uns gegen die Zivilisationskrankheiten Candida, Krebs, Übergewicht, Fettsucht und Stoffwechselleiden hilfreich zur Seite.

Nur die grüne Papaya (wird unter Gemüse gelistet) enthält im Fruchtfleisch und besonders unter der Schale in konzentrierter Form das wertvolle Papain, das totes Gewebe, Schlacken und Zersetzungsgifte, besonders auch alte Darmschlacken aus den Wänden schonend, aber gründlich herauslöst. Zur Darm- und Organentschlackung rate ich, morgens eine halbe Stunde nach Flüssigkeitsverzehr eine halbe grüne Frucht (ca. 250 g) wie eine Karotte mit Schale fein zu reiben, würzen mit 30 Kernen, verfeinern mit frischem Zitronensaft oder ungesüßtem Sanddornsaft, auch mit geriebenem Apfel (saure Sorten). Für die Schnellküche kann alles im Elektromixer mit Zugabe von 1/2 Tasse Wasser zu Papayamus fein püriert werden. Die zweite Hälfte der Frucht kann würzig als Papaykraut zum Mittagessen oder auch abends verzehrt werden: die geriebene Frucht mit 3 - 4 EL Olivenöl, Prise Meersalz, Frischzitronensaft abschmecken; Kerne gemahlen oder frisch dazu mengen.

Papaya-Kraut wirkt besonders zu tierischen Fett- oder Eiweißspeisen verdauungsfördernd durch seine Enzymreichhaltigkeit (beschleunigte Eiweißaufspaltung) und wirkt Gärungs- und Fäulnisprozessen entgegen (besonders bei geschädigter Bauchspeicheldrüse entstehen ständige Gärungsprozesse und Blähungen mangels Verdauungssäften).

Leider haben wir in Europa so gut wie keine Quellen für grüne Papaya aus biologischem Anbau. Nach meinen Recherchen eignen sich dafür klimatisch am besten die Kanaren oder Südspanien. Mit meinem Aufruf um Mitinvestition möchte ich dort - oder an einem anderen geeigneten Ort - eine Papayafarm finanzieren oder eine bereits bestehende zum biologischen Anbau motivieren, vorzugsweise als Gemeinschaftsprojekt. Mehr Informationsmaterial über die noch vielen therapeutischen Vorzüge dieses Baumes erhältlich gegen Freiumschlag beim Spira-Versand, Postfach 3107, Tel. 08151-28899 oder 08151-28777; dort bin ich zur Kontaktaufnahme am besten abends nach 18 Uhr erreichbar.

Nur die pestizidefreie Papaya-Frucht kann den Gesundungsprozeß unterstützen! Chemiegiftfreie grüne Papaya aus Übersee sind erhältlich bei Exotik-Müller, Tel. 089-267780.

Bezugsquellen

Vitamin-C-Tabl. 500 mg, ascorbinsäurefrei, 60 Tabl. DM 18,--
Nutri-Metics Institut, Wiesbadener Str. 9, 6274 Hünstetten 9

Demes-Schalentierextrakt, gleicht Defizit an Glucosaminoglykanen aus, letztlich Mitursache für frühen Verschleiß und Degeneration in Bindegeweben. Wichtig für MS-Patienten, da die
Krankheit den Bindegewebsbereich betrifft.

Emepa 70, Omega-3-Fettsäuren mit Vit. E 90 mg; 1000 mg -
Kapseln. Emepa- und Demes-Präparat: Sun-Vertrieb, Postfach
1467, D-W 6719 Kirchheimbolanden, Tel. 06352-8621

Gerstengraspulver "Barley-Green", Edelstein-Verlag Gerhard
Boder, Bregnitzstr. 7, D-W 7744 Königsfeld, 150 g ca. DM 90,--

Weizengraspulver "Green Angel", Vertrieb Berling's Naturkost,
D-W 8029 Sauerlach oder Reformhäuser, 150 g ca. DM 95,--

Golden Yacca plus Gerstengrün, Pulver in Kapselfrom, 150 g
DM 160,-- plus 3,50 Versandkosten. Spira-Versand

La-Pacho-Tee, beste Rindenqualität aus Paraguay, kein Holz-
verschnitt, 100 g DM 20,-- plus 3,50. Spira-Versand

Seed-a-Sept, natürliches Mykotikum gegen Candida-Pilze,
Tropfen 60 ml für 2 Monats-Kur ca. DM 70,--; 100 Kapseln für
ca. 6 Wochen DM 60,-- plus 3,50. Spira-Versand

Selen hefefrei von Sanatur, 30 - 40 mg Selen, 100 Tabl. ca.
DM 25,--; Apotheken oder Spira-Versand

Spirulina-platensis Pulver oder Tabletten, 100 % naturrein und
pestizidefrei aus tropischen Binnengewässern. 250 g Pulver ca.
DM 55,-- plus Versandkosten DM 3,50; Preisliste anfordern:
Spira-Versand, D-W 8130 Starnberg 3, Tel. 08151-28777

Bezugsquelle für Österreich und Schweiz siehe Anhang

Stuplich-Topf: Rai Stuplich, Görgenstr.7, D-W 5400 Koblenz

Literaturempfehlung

Dr. Angelika Anders-von Ahlften, *Biologische Krebsbehandlung*
    Hippokrates Verlag, Stuttgart
Dr. Paul C. Bragg, *Wunder des Fastens,* Waldthausen Verlag
Dr. A. E. Banik, *Trinkwasser und Gesundheit,* Waldthausen Vlg.
Wilh.G.Crook, Vintage Book's, New York: *Candidiasis-Epidemie*
T. Dethlefsen, R. Dahlke, *Krankheit als Weg,* Goldmann Verlag
Giesela Friebel-Röhring, *Krebs na und?,* Ritter-Verlag, Tutzing
W.L. Fischer, *How to fight Cancer and win,* Universität Ohio
Dr. R. Geerd Hamer, *Krebs- und krebsähnliche Erkrankungen*
    Amici di Dirk Verlag, Köln
Katalyse-Institut e.v. Köln, *Chemie in Lebensmitteln*
Fred Koch, *Saure Nahrung macht krank,* Frech Verlag, Stuttgart
Dr. Joseph Murphy, *Die Unendliche Quelle Ihrer Kraft,* Genf
Halima Neumann, *Stop der Azidose,* Fürhoff-Verlag, Starnberg
Dr. Erich Rauch, *Autosuggestion und Heilung,* Haug Verlag
W. H. Rauscher, *Tödliche Mykosen,* Sophienstr. 114,
    7500 Karlsruhe 1
Dr. Kh. Renner, Dr. H. Canzler, *Ernährung und Krebs,* Haug Vlg.
S. R. Reilly, *Grundlagen des Bewußtseins,* Karma Moksha Vlg.
Reiner Schmidt, *Weizengrassaft, Medizin für ein neues Zeitalter*
    Verlag Ernährung & Gesundheit, 8 München 70
K.O. Schmidt, *Der Arzt in dir,* Drei Eichen Verlag
Dr. John H. Tilden, *Mit Toxämie fangen alle Krankheiten an,*
    Waldthausen Verlag
Dr. N. Walker, *Colon-Health* (Darmgesundheit), Waldthausen
Dr. Ann Wigmore, *Lebendige Nahrung ist die beste Medizin,*
    Knaur Verlag
Gesundheitskontor Ostallgäu, Postfach 10, 8951 Lengenwang,
Freundliche Bakterien, die unsichtbaren Helfer